봉직의사
구인·구직
가 이 드

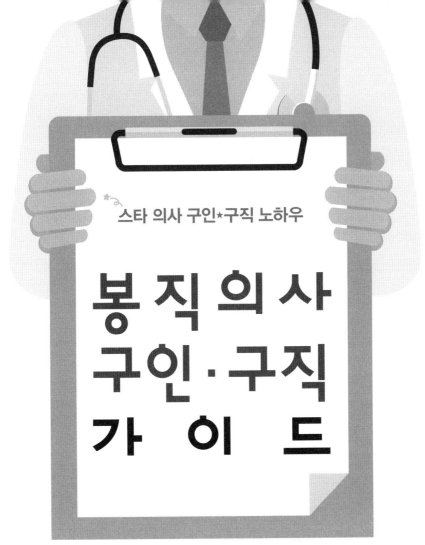

스타 의사 구인★구직 노하우

봉직의사
구인·구직
가 이 드

조철훈 초빙닷컴 대표

생각나눔

남들과 다른, 그리고 앞선 생각

국내에 생소한 헤드헌팅이라는 직업에 첫발을 내디딘 2000
년, 기업이 원하는 인재와 구직자가 원하는 회사를 적재적소에
연결해주면서 많은 보람을 느꼈습니다.

그러던 중 '최고의 인재라고 할 수 있는 의사들을 병원과 연
결해주는 회사는 왜 없을까?' 하고 고민하게 되었습니다. 다행
히 저희 집안은 의료와 관련된 일을 하는 분들이 많아서, 그들
로부터 많은 조언을 얻으며 남들이 생각하지 못했던 의사헤드
헌팅 기업을 만들었습니다.

기존 문제점을 인식하고 극복

당시 의사 구인·구직은 전문적이지 못한 수준의, 단순한 취
업사이트의 한구석을 차지하고 있었습니다. 인턴과 레지던트를
끝낸 전문의들은 단순히 대학과 인맥만을 통해서 병원을 선택

하는 방법밖에 없었습니다.

　마찬가지로 병원도 알음알음으로 의사를 구하는 것이 보편화되어 있었습니다. 이런 상황에서 의사와 병원이 제대로 매칭된 인재와 자리를 구하기는 힘든 상황이었습니다.

　그래서 대기업 헤드헌팅 Searchfirm에서 일한 경험과 노하우를 바탕으로 과감하게 의사헤드헌팅 회사를 설립하였습니다. 제대로 된 매칭 시스템을 활용하여 구인·구직 모두 시행착오가 없으면 좋겠다는 생각을 했습니다.

헤드헌팅 빅데이터를 활용

　하지만 막상 의사헤드헌팅 회사를 설립해서 깊이 있게 들어가 보니 생각하지도 못한 문제점이 많았습니다. 레지턴트 과정을 끝냈지만, 정작 실제 의료행위에서 제대로 된 실력을 발휘하지 못하는 의사도 있었습니다. 그리고 겉으로는 번듯해도 내부적으로 문제가 많은 병원들도 눈에 보였습니다.

　무작정 중간에서 소개만 해주면 문제가 생길 것 같아, 이래서는 안 되겠다고 생각을 하고, 병원에 대한 정확한 정보, 그리고 봉직의사에 대한 객관적인 자질을 데이터베이스화하여 차곡차곡 모았습니다. 이를 바탕으로 전문의를 구하는 병원장과 병원을 구하는 의사들한테 수준 높은 정보를 제공하여 호평을 받기 시작했습니다.

기존 의사 구인·구직 사이트는 수준이 낮아서 금방 취업이 되었다가도 잘 맞지 않아 그만두는 경우가 많았습니다. 또 병원 장들도 기대했던 만큼 제대로 된 전문의를 뽑지 못해 실망하는 경우가 많았습니다. 모두 서로의 눈높이가 달라 미스매칭 된 결과입니다.

국내 최초 의사헤드헌팅 회사인 초빙닷컴을 만들어 운영하면서 이러한 것을 극복해보자고 마음을 먹었습니다. 가장 중요한 것은 정확한 정보를 바탕으로 상호 신뢰감을 줄 수 있는 매칭 시스템이었습니다. 봉직의사들의 실력과 경력을 정확히 파악하여 구인 병원에 제공하고, 책임을 지고 우수한 전문의로 교육까지 하는 수준까지 나아갔습니다.

아무나 헤드헌팅 하지 않는다

초빙닷컴이 발전하면서 우후죽순 유사 모방업체들이 생겨나기 시작했습니다. 초빙닷컴에서 일하다가 형용하기 어려운 불미스러운 일로 쫓겨나간 이들이 차린 업체가 대부분이었습니다. 하지만 초빙닷컴은 최초이자 최고의 의사헤드헌팅 회사라고 자부합니다.

우리 초빙닷컴은 아무나 헤드헌팅 하지 않습니다. 그리고 아무 병원이나 추천하지 않습니다. 봉직의사를 책임지고 추천하며, 병원의 눈높이에 맞춥니다. 이런 경험과 노하우를 바탕으로 유사업체가 따라오지 못하는 확고한 브랜드 파워를 자랑하고 있습니다. 그리고 이런 과정에서 저는 국내 최고의 의사헤드헌팅 경험과 노하우를 가지게 되었습니다.

인터넷 구인·구직의 한계를 넘어서

인터넷으로 하는 의사 구인·구직은 쉽게 구하는 만큼 쉽게 그만두고 싫증을 느낍니다. 무엇보다도 검증되지 않고 수준 낮은 매칭 시스템으로 적재적소에 매칭을 하지 못하는 부작용이 많이 생기고 있습니다.

이런 가운데 정확한 정보와 철저한 검증과정, 그리고 빅데이터를 바탕으로 서로의 요구에 맞추는 매칭 시스템으로, 초빙닷컴은 경쟁사가 따라오지 못하는 수준에서 양쪽 모두에게 인정을 받고 있습니다.

최초와 최고를 넘어 이제 세계권으로

의사헤드헌팅 국내 최초를 넘어서 이젠 최고의 자리에서 리드하고 있는 초빙닷컴! 전국 지사를 설립하여 서울과 똑같은 수준의 계약 시스템을 확보하고 있습니다. 이제 국내를 넘어 아시아권으로 진출하여 의사헤드헌팅 분야에서 스콧 보라스로 우뚝 서려 하고 있습니다.

이 책에서 그동안 초빙닷컴을 운영하면서 비밀스럽게 간직하고 있던, 봉직의 구인과 구직 노하우를 국내 최초로 세상에 선을 보입니다. 필자의 노력이 한 해에도 수천 명씩 세상에 쏟아져 나오는 전문의를 포함한 의료인에게 도움이 되는 가이드가 되면 좋겠습니다.

초빙닷컴에서 미처 다하지 못한, 이 책에 있는 정보와 노하우가 수준 높은 구인·구직을 희망하는 병원과 전문의 모두에게 윈윈이 될 것으로 믿습니다.

국내 최초로 봉직의사의 구인·구직 가이드북을 출간하는 데 아낌없는 조언을 해주신 의료계 많은 의사 선생님들에게 감사를 표합니다.

설립 20주년을 맞이하여
초빙닷컴 대표 조철흔

CONTENTS

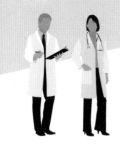

3장 의사 취업 중매자

4장 초빙닷컴 소개

5장 초빙닷컴 언론 기사

6장 초빙닷컴 고객 인터뷰

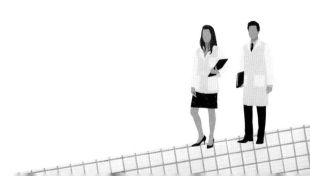

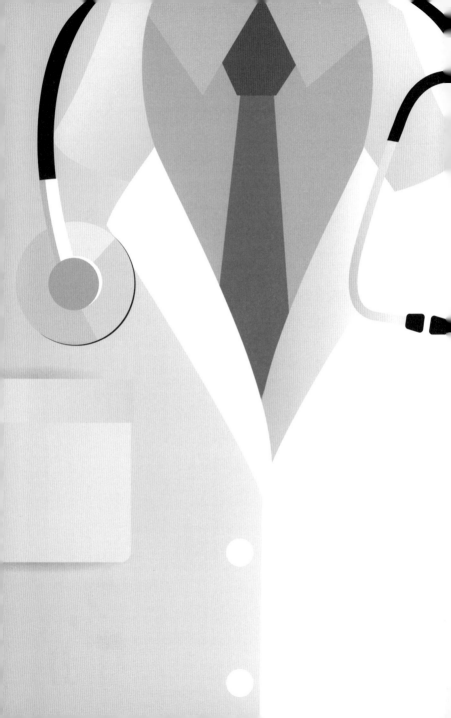

1장

의사 구직하기

어릴 적부터 천재 소리를 들으며
최고의 점수로 의과대학에 입학하여
비싼 등록금으로 실험실에서 실습에 집중했다.
가장 우러러보는 전문의가 되어 세상을 향해 출사표!
어디 좋은 병원 없을까?
최고의 술기를 가진 내 몸값에 맞는
적정 병원과 꿀자리를 찾는 방법이
바로 여기에 소개되어 있다.

1

스콧 보라스와 박찬호, 그리고 류현진

한국인 최초 메이저리거 박찬호

지금은 은퇴를 하여 방송에 출연하고 있는 박찬호 선수는 한때 코리안 최초 메이저리거로 이름을 날렸다. 한양대 재학시절 공 하나 빠른 것 외에는 별 장점이 없었던 미완의 대기가 메이저리그에 바로 픽업이 되어 꿈의 무대에 올랐다.

당시 박찬호 선수는 재미교포가 많이 거주하고 있는 LA 지역의 인기 구단인 다저스 구단에 입단하여, 코리안 특급으로 불렸다. 박찬호 선수가 1승을 추가할 때마다 우리나라 국민들은 열광을 했고, 박찬호 선수는 명예와 함께 부를 쌓기 시작했다.

마이다스의 손, 스콧 보라스

LA다저스와 계약 기간이 끝나고 박찬호 선수는 다른 팀으로 이적을 원했다. 승승장구하던 몸값을 제대로 받길 원했기 때문이다. 그래서 에이전트를 고용했는데, 바로 미국 최고의 에이전트인 스콧 보라스이다.

자본주의 천국 미국은 우리나라와 다르게 에이전트 제도가 보편화되어 있다. 아주 인기가 높은 직업이고, 대학 과정에서도 에이전트 업무를 배울 수 있는 곳이 많다. 스콧 보라스는 당대 가장 유능한 에이전트로 이름을 날리고 있었으며, 협상 능력도 뛰어났고 그만큼 보수도 많이 받았다. 구단과 연봉 협상에 성공할수록 성공보수를 많이 받는 것이다.

박찬호 몸값 수직 상승

박찬호는 과거 한양대 2학년 재학 중이던 1994년 1월에 계약금 120만 달러, 연봉 10만9000달러에 6년 계약을 맺고 LA다저스에 입단했다. 1996년 4월 메이저리그 첫 승을 기록한 이후 1997년부터 2001년까지 평균 15승을 올리며 '코리언 특급'으로 명성을 날리기도 했다.

1997년 27만 달러, 1998년 70만 달러, 1999년 230만 달러, 2000년 385만 달러, 2001년 990만 달러로 그의 성적과 비례해 연봉도 수직 상승했다.

2001년 시즌 이후 FA 자격을 취득한 박찬호는 5년간 6,500만 달러 즉, 우리 돈으로 약 732억 원에 텍사스 레인저스와 계약을 맺어 잭폿을 터트렸다. 바로 스콧 보라스의 협상 능력이 여지없이 발휘된 것이다.

유능한 에이전트의 역할

만약 박찬호 선수가 평범한 에이전트를 고용했다면 이처럼 큰 액수로 계약하지 못했을 것이다. 물론, 연봉 속에는 스콧 보라스에게 지급되는 성공보수 금액도 클 것이다. 하지만 대박 연봉에 비해서는 적은 금액이다.

우리는 여기서 생각을 하게 된다. 에이전트에 주는 성과보수가 아까워 대박 계약을 포기할 것인가? 아니면 성공보수를 주더라도 대박 연봉 계약을 할 것인가? 정상적인 사람이라면 대부분 후자를 택할 것이다. 바로 에이전트의 역할이 중요한 이유다.

스콧 보라스는 철저한 자료 수집으로 유명하다. 남들이 보지 못하는 숨은 자료와 장점으로 구단과 협상에 임해서 원하는 금액으로 끌어들인다. 구단들은 꼼짝하지 못하고 스콧 보라스의 요구를 들어줄 수밖에 없는 것이다. 그만큼 유능한 에이전트의 역할은 이처럼 중요하다.

코리안 메이저리거 계보를 잇는 류현진

박찬호 선수와는 달리 류현진 선수는 국내에서 최고의 투수로 검증을 받은 후 메이저리그로 진출했다. 역시 스콧 보라스가 에이전트로 활약해서 LA다저스와 6년 동안 몸값 3,600만 달러에 계약금 400만 달러, 우리나라 돈으로 약 440억 원의 계약을 이끌어냈다. 역시 잭폿을 터트린 것이다.

실제 미국에서 스포츠 계약 시 에이전트가 받는 금액은 전체 금액의 약 10~20%에 이른다고 한다. 퍼센티지가 높기는 하지만 그만큼 많이 받게 된다면 더 좋지 않겠는가?

실력에 자신이 있는 선수라면 누구나 유능한 에이전트를 고용하여 자신의 몸값을 시장에서 인정을 받고 싶어 한다. 더군다나 이러한 많은 몸값을 지불한 구단도 충분히 남는 장사를 한다고 한다.

결혼 중매와 부동산 공인중개사

우리나라에서는 예로부터 고위층만을 대상으로 결혼 중매가 전문적으로 이뤄지곤 했다. 결혼을 잘 시키면 술이 석 잔이고, 잘못 소개하게 되면 뺨이 석 대라는 우스갯소리가 있을 정도로, 결혼 중매는 그만큼 인생을 좌우할 정도로 중요하다.

최근에는 인터넷 결혼 중매사이트가 많은 인기를 끌면서 결혼시장에서 큰 역할을 하고 있다. 하지만 부자들과 고위층들은 아직도 알음알음으로 마담뚜들이 활약을 하고 있다고 한다.

비싼 집을 구할 때도 사람들은 지역의 공인중개사를 찾는다. 부동산 중개업소는 매물 정보가 많고 무엇보다도 안전하기 때문이다. 부동산 거래는 법률로 중개금액을 정해서 이루어지고 있다. 비싼 중개 수수료를 주면서 집을 거래하는 이유는 그만큼 중개사의 역할이 큰 것이다. 직접 가서 12억 원에 구하는 것보다, 전문 부동산 중개사를 끼고 11억 원에 계약하고 2천만 원 정도 수수료로 주는 것이 더욱 유리하기 때문이다.

몸값이 높은 의사 구인·구직 시장

의사 구인·구직 이야기를 하면서 왜 박찬호와 류현진, 그리고 스콧 보라스와 중매사와 중개사 이야기를 하는가? 그만큼 중간에서 큰 역할을 하는 중개사의 역할이 크고 중요하다고 말하고 싶다.

의사라는 직업은 우리나라에서 최고 인기가 많고, 몸값이 비싸다고 인정을 받는다. 대학에서 의과대학이 가장 커트라인 점수가 높고 학생들이 가고 싶어 하는 학과이다. 의과대학에 입학하기는 어렵지만, 졸업을 하면 탄탄대로가 보장되어 있다. 그만큼 선망의 대상이고, 몸값을 자랑해도 될 정도로 사회에서 인정을 받고 있다.

하지만 한 해에도 수천 명 정도의 전공의가 배출되는 마당에 제대로 된 의사 구인·구직 에이전트가 없는 실정이다. 그만큼 전문의 시장은 교수 추천과 선·후배 소개로 소개가 이루어진다. 그만큼 이전 방법으로 낙후되어 있다.

가장 몸값이 비싸다는 전문의 구인·구직 시장에도 스콧 보라스 같은 유능한 에이전트가 필요하다고 생각한다. 실험실에서 오랫동안 인체실험만 해온 전문의들은 정보와 세상 물정에 대하여 제대로 대응하기 어렵다. 그래서 스콧 보라스와 같은 유능한 에이전트가 더욱 필요한 것이다.

필자는 이미 2003년에 이러한 필요성과 트렌드를 인식하고, 국내 최초 의사 구인·의사 구직 기업인 초빙닷컴을 만들어 운영하고 있다. 국내 의사 취업시장에서 바로 스콧 보라스가 되기로 결심을 한 것이다. 의사도 스콧 보라스를 만나면 제대로 된 실력을 인정받고 몸값을 높이게 될 것으로 믿는다.

여기서 포인트! 구직하는 의사 후보자들에게는 취업연결 수수료를 받지 않는다. 이는 초빙닷컴이 설립된 2003년 이후 수십 년간 지켜오고 있는, 봉직의사를 예우하는 초빙닷컴만의 자세이다.

2

봉직 필수 개원선택의 시대

봉직은 필수 개원은 선택이 되었다

전문의로 사회에 진출해서 번듯한 자기 병원으로 시작하는 시대는 지났다. 가장 큰 원인은 바로 수요공급의 법칙이다. 의료산업에서 요구하는 인재 숫자가 매년 배출되는 전문의 숫자보다 적기 때문이다. 의사는 많은데 수용할 수 있는 자리가 턱없이 부족하다. 그래서 졸업 후 개원은 옛말이 되었다.

거기다 물가가 너무 올라서 병원 개원 비용이 너무 많이 든다. 가장 큰 부분을 차지하는 인건비와 임대료는 너무 비싸서 웬만한 개원의들은 엄두를 내지 못한다. 의료장비를 리스한다고 해도 가격이 너무 비싸고, 또 자고 나면 더 비싼 첨단 의료장비가 계속해서 탄생하고 있다. 그래서 개원보다는 의사도 다른 직업과 마찬가지로 졸업 후 바로 봉직의 취업 시장으로 진출하게 된다. 의사라는 직업의 메리트가 많이 사라진 세상이다.

전문의 무한경쟁시대

전문의 자격증 하나로 취업하던 시대는 이미 지났다. 자신만의 경쟁력이 없으면 일반의보다 취업하기 어려운 것이 현실이다. 새내기 의사와 전문의들이 취업 전선에 나서는 3월, 이들은 부푼 가슴을 안고 채용 시장을 두드리고 있지만, 시장의 문턱은 높기만 하다.

특히 장기화된 경기 침체로 개원 시장이 얼어붙어 구직자가 넘치다 보니 기대 임금과 실제 연봉의 차이로 방황하는 의사들이 늘고 있다.

전문의 대부분 몇 군데 개원 자리를 알아보다 취업으로 마음을 돌리는 경우가 많다. 여러 번 면접을 본 끝에 결국 선배가 운영하는 의원에 들어가기도 한다. 선배들이 받던 연봉을 생각하고 취업에 나섰는데, 실제로 원장들이 제시하는 급여와 너무 차이가 크다. 의사라는 직업에 환멸을 느끼기도 하지만 이것이 현실인 것 같아, 일을 배워보자는 심정으로 실력 있는 선배 밑으로 들어갈 수밖에 없다.

낮아지는 의사 몸값과 눈높이

경기 침체가 시작된 수년 전부터 조금씩 낮아지기 시작한 전문의 몸값이 반등의 기미를 보이지 않고 있다. 특히, 산부인과 및 일반외과 계열의 경우 사실상 봉직 시장이 포화상태에 이르면서 연봉 하락이 지속되고 있다.

일반 외과의 경우 불과 5~6년 전만 해도 NET 1억3천만 원 선에서 연봉이 결정됐다. 하지만 몇 년 전부터 서서히 급여가 낮아지기 시작해 8천만~9천만 원 선에서 고정됐다. (서울 기준)

특히, 일반외과의 경우 개원이 쉽지 않아 봉직 시장에 몰리는 경향이 있어, 구인 병원보다는 구직자들이 많아지면서 시장 논리에 의해 연봉이 낮아질 수밖에 없다.

산부인과와 흉부외과 등도 외과와 비슷하게 연봉이 형성되고 있다. 전공과목별로 부익부 빈익빈 시대가 생긴 것이다.

그래도 틈새시장은 있다

하지만 이 같은 하락 추세와 상관없이 홀로 연봉이 오르고 있는 과목도 있다. 최근 '호·순·영'이라는 신조어까지 만들어낸 호흡기내과, 순환기내과, 영상의학과 등이다.

실제로 이들 과목은 연봉 2억 원 이하는 찾아보기 힘들 정도다. 전남의 한 병원은 순환기내과 전문의를 NET 2억3천만 원에 구하고 있고 경북의 한 병원도 NET 2억1천만 원에 채용 중이다.

영상의학과도 마찬가지다. 경기도의 한 병원은 판독만 전문으로 하는 영상의학과 전문의를 2억2천만 원에 채용 중이고, 경남의 한 병원도 NET 2억 원 이상에서 기타 조건을 합의해보자고 제시했다.

호흡기내과는 코로나19 영향으로 최근 지방의 종합병원을 중심으로 수요가 급증하면서 남도지역에서는 NET 연봉 3억 원 이하로는 사실상 채용이 불가능한 수준이다.

지역도 부익부 빈익빈 시대

이처럼 수요가 공급을 앞서면서 지방의 중소 병원들은 더욱더 채용에 애를 먹고 있다. 수도권에 비해 수천 만원씩 연봉을 더 제시하고, 사택은 물론 승용차까지 제공하겠다며 전문의를 초빙하고 있지만, 채용은 어렵기만 하다.

지방의 중소 병원들은 전문의 시험 전부터 흔히 말하는 선수예약에 나서고 있다. 하지만 지방은 연봉협상을 하기도 전에 거절하는 경우가 많아, 비수술과로는 영상의학과나 순환기내과, 호흡기내과, 신장내과, 소아청소년과 전문의를 뽑는 것은 하늘의 별 따기다.

주 5일 근로에 월급 2천만 원을 제시해도 수도권이 아니면 기피하는 경향이 강하다. 봉직 시장이 과열되면서 전문과목

별, 지역별 양극화가 더욱 두드러지고 있는 실정이다. 봉직은 필수이고 개원은 선택인 '봉필개선' 시대인 것이다. 전공에 따라 희비가 엇갈리는 전문의 구인·구직 시대에, 이제 의사라는 직업이 갖는 메리트는 예전 같지 못하다는 것이 맞는 말인 것 같다.

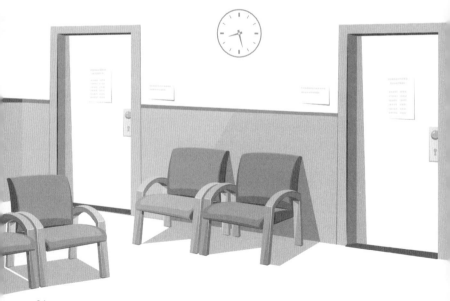

네트 연봉과 그로스 연봉 이해하기

조금 다른 의사 연봉체계

의사라는 직업은 선망의 대상이고 몸값이 높아서, 일반 직장 생활과는 조금 다른 연봉체계를 가지고 있다. 십 년 가까이 인체실험만 열심히 해온 전문의들은 세상 물정을 제대로 모르기 때문에, 연봉협상에서도 체계에 대하여 제대로 인식하지 못하는 경우가 많다.

그래서 구직 의사들이 병원과 연봉협상을 할 때 꼭 알아야 할 부분이 바로 네트 연봉과 그로스 연봉 체계이다. 전문의와 비교하면 병원장들은 사업가이기 때문에 이와 같은 체계에 대하여 완벽히 인식하고 있는 것에 비하여, 대부분 전문의들은 전공 의료기술에만 집중해 왔기 때문에 봉직의사들의 직업 세계에 대한 인식이 부족해서 자신의 몸값을 제대로 인정받기 어려운 경우가 많다. 그래서 봉직의사들이 병원과 정당한 계약에 필요한 연봉협상 방법을 소개하고자 한다.

일반 직장과 같은 그로스 연봉

사회 초년생이나 경력자가 일반 회사에 취직하게 되면 받게 되는 통상적인 연봉협상 체계다. 기본급에서 수당과 상여금이 포함되고 인센티브가 생길 수 있다. 하지만 소득세와 갑근세가 부과되고 4대 보험이 적용된다. 회사와 직원이 4대 보험을 각각 반반씩 부담을 하는 것이다.

그로스는 총량이라는 말로 지급되는 총연봉으로 생각하면 된다. 언뜻 보기에 큰 금액으로 보이지만 세금과 4대 보험을 제외하게 되면 실제 받는 돈은 많이 줄어들 수 있으니 주의해야 한다. 병원에서 그로스 연봉 체계로 계약을 하자고 요구할 때는 이와 같은 체계를 잘 알아야 한다.

의사직업 특유의 네트 연봉

네트라는 말은 뺄 것 다 빼고 순수한 금액만을 이야기하는 개념이다. 세금을 병원이 대신 내어주고 나머지 금액을 순수하게 받는다는 것이다. 기본급과 수당의 개념이 없고, 고용하는 병원에서 세금과 4대 보험을 다 내어준다.

의사라는 직업은 인기가 있고 몸값이 비싸기 때문에, 일반적으로 봉직의 연봉협상에는 이 네트 연봉 체계가 이루어지는 경우가 많다. 병원은 유능한 전문의를 초빙하기 위해서는 여러 좋은 조건을 제시하는데, 바로 이 네트 연봉 체계가 하나의 좋은 조건이다.

일반 회사에서 응시자를 구인하는 것이라면, 병원에서는 의사를 구인이 아니라 초빙하는 것이다. 그만큼 예우를 갖춘다는 말이다. 그래서 필자는 회사를 설립한 2003년부터 구인이 아니라 초빙이라는 말로 '초빙닷컴'을 운영하고 있다.

협상에서 내 몸값은 내가 올린다

그로스 연봉을 받게 되면 월말에 명세서에 찍히는 금액은 많지만, 이리저리 세금과 4대 보험을 제하고 나면 별로 남는 것이 적다. 그래서 연봉협상에 임하는 봉직의사들은 통상적으로 체결하고 있는 네트 연봉체계로 진행하기 바란다. 잘 알아야 연봉협상 테이블에서 우위를 점할 수 있다.

하지만 사업가인 병원장들은 아무에게나 네트 연봉을 제시하지 않는다. 유능하고 인기 있는 전문의라고 판단이 될 때만 네트 연봉을 제시할 것이다. 그래서 봉직의사들은 제대로 된 몸

값을 인정받기 위해서는 전문분야에서 최고의 실력을 키워야
한다. 그래야 봉직 필수, 개원 선택 시대에서 살아남아 최고의
전문의가 될 수 있는 것이다.

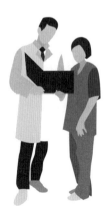

전공 시 어떤 과를 선택해야 할까?

트렌드를 알면 뜨는 과가 보인다

모든 세상살이에는 트렌드가 있다. 유행이 시작되고 지나가고, 또 다른 유행이 시작되고, 더 할 것이 없으면 예전 것을 반복하는 복고가 유행이 된다.

청소년들한테 예전에는 법관과 의사가 최고 직업으로 인기지만, 지금은 운동선수나 연예인으로 바뀌었다. 그만큼 트렌드는 금방 변한다. 스피드 시대에 취향도 빨리 변하고 싫증도 금방 생긴다.

의사 직업에서도 선호하는 분야가 시대마다 다르고, 또 빨리 변하고 금방 식어버린다. 유행이 아니고 인기가 없으면 제대로 인정받지 못하는 과가 있다. 트렌드를 잘 맞추면 더욱 몸값을 올릴 수 있는 과도 있다. 의사 전공분야도 시장경제의 원리로 생각해서 트렌드를 따라가거나 오히려 앞서가 보자. 그러면 무한경쟁시대에서도 살아남아 최고가 될 수 있다.

뛰는 '피·안·성' 위에 나는 '정·재·영·호·순·신' 있다?

'피·안·성'. 피부과, 안과, 성형외과를 통합해 지칭하는 말이다. 이들 과는 개원가에서 비급여 진료로 높은 수익을 기대할 수 있다는 이점 때문에 매년 많은 지원자가 몰리고 있다.

그러나 최근 강남 및 주요 도심 일대의 피부과와 성형외과가 포화상태에 다다른 데다가, 성형수술 관련 의료분쟁 사례가 매스컴을 통해 전파되면서 인기가 주춤해졌다는 지적이 나온다.

미용시술 분야의 무한 경쟁이 가속화되면서 산부인과, 가정의학과, 외과 등 다른 과에서의 진출이 활발해지고 있는 점 또한 이들 과의 독점적 진료권을 무너뜨리는 요인이 되고 있다.

아직까지 매년 정원을 웃도는 지원자들이 피부과와 성형외과, 안과의사가 되기를 꿈꾸며 높은 경쟁률을 뚫기 위해 안간힘을 쓰고 있어서 여전히 트렌드에는 적합하다고 하겠다.

이제 새로운 트렌드가 뜨고 있다. 비수술과에서는 정신건강의학과, 재활의학과, 영상의학과와 호흡기내과, 순환기내과, 신장내과 이른바 정·재·영·호·순·신으로 불리는 과들의 인기가 치솟고 있어, 전문의들의 전공 선택할 때도 경쟁률이 높아지고 있다.

부르는 게 값인 영상의학과 분야

이 가운데서도 가장 드라마틱한 상승효과를 경험하고 있는 과는 영상의학과다. 한때 정원도 채우지 못했던 영상의학과는 최근 경쟁률이 피·안·성과 비슷한 수준까지 올랐다. 정신건강의학과와 재활의학과도 최근 경쟁률은 피·안·성을 앞지르고 있다.

인기과는 롤러코스터를 타듯 시대적 변화와 맞물린다. 고령화 사회로 접어들면서 정형외과, 신경과와 같은 노인성 계통 질환을 다루는 전공에 대한 수요가 늘고, 재활의학과와 정신건강의학과 전문의를 필요로 하는 사회적 목소리도 커지고 있다.

정신과에서 이름을 바꾼 정신건강의학과는 최근 문제시된 왕따 사건을 비롯해 현대사회의 고질병인 우울증, 정신질환을 치료하는 주역으로서 시장이 더욱 커질 것이라는 전망이 우세하다. 재활요양병원이 우후죽순으로 생기면서 재활의학과 전문의를 구하지 못한 지방병원들이 몸값을 세게 불렀다는 사례는 널리 알려져 있다.

예전에는 성형외과 전문의는 개원을 많이 했는데, 요즈음 강남에 개원가를 보면 잘되는 병원만 잘된다. 폐업하고 페이닥터(봉직의)로 가는 경우도 부지기수다. 호흡기내과와 순환기내과는 최근 의사 초빙하기가 더 어려워졌다.

선호하는 과는 따로 있다

근골격계와 인공관절 전문 등 세분화가 된 병원이 등장하면서, 지방병원은 척추전문센터를 만들어도 의사를 채용하기가 쉽지 않고, 후임 연결도 바로바로 안 되는 경우가 많다.

영상의학과는 병원에서 자기공명영상촬영(MRI)을 도입할 때 영상의학과 의사를 의무적으로 고용케 한 제도적 변화로 말미암아 전문의 품귀 현상이 빚어진 케이스다. 업무 특성상 환자와 직접 부딪힐 일이 적고 여성이 하기에도 무리가 없다는 점 또한 매력적인 요소로 꼽힌다.

무엇보다 채용시장에서 정·재·영·호·순·신 타이틀을 단 의사들의 인기는 괄목할만한 수준이다. 현재 순환기내과와 영상의학과 봉직의가 연간 받는 연봉 수준은 수도권에서 순환기내과가 1억8천만 원 이상, 영상의학과가 2억 원 이상이다. 비수술 과로는 이 정도의 높은 보수는 드물다.

지방으로 갈 경우 연봉 2억 5천만 원 이상을 부르는 병원도 상당수. 남자 산부인과 전문의나 가정의학과, 일반외과 의사가 서울에서 받는 급여에 비하면 높은 편이다.

호·순·신의 인기는 2~3년 전부터 본격적으로 시작돼 여전하다. 근무 강도 대비 대우가 좋은 것도 있지만, 병원에서 요청하는 인원에 공급이 못 따라간다. 특히, 호흡기내과와 감염내과 의사는 한 분 모시기도 힘들 정도이다.

인기 트렌드는 지금도 변하고 있다

최근에는 마취통증의학과와 방사선종양학과, 진단검사의학과도 점차 지원율이 올라가면서 '마·방·진'이라는 신조어를 형성하고 있다. 안정적인 근무환경과 졸업 후 병원에 남을 가능성이 크다는 이점 때문에 관심을 보이는 이들이 부쩍 느는 추세다.

한때 흉부외과, 영상의학과와 더불어 기피과로 분류됐던 진단검사의학과는 최근 지원율이 상승하고 있다. 보건소에서 근무하는, 덜 힘든 과로 진단검사의학과를 선호하는 지원자들도 많다. 보수도 중요하지만, 저녁이 있는 삶도 최근 트렌드라고 할 수 있다.

그렇다면 아직 진로를 정하지 못한 의대생들이 무난히 선택하기에는 호·순·신, 마·방·진과 같은 뜨는 과들이 유리할까? 필자가 보기에는 스스로 재미를 느끼고 적성에 맞는 전공을 찾는 것이 가장 중요하다고 본다. 돈을 잘 벌고, 수요가 많은 과의 이점을 언제까지 지속할지는 미지수이기 때문이다.

어느 날 해당과의 수가가 큰 폭으로 내린다거나 공급 초과로 몸값이 내려간다면 오늘의 인기과는 내일의 기피과로 불시에 모습을 바꿀 수 있다. 집권 정부의 철학이나 시대적 요구에 따라 시시각각 달라지는 의료 관련 정책을 예측한다는 건 애당초 불가능에 가깝다.

시대를 꿰뚫는 통찰력도 필요하지만, 필자가 꼽는 1순위는 개인마다 제각각인 적성이다. 어떤 지원자는 안과를 선택했지만, 시력이 아주 나빠서 환자들의 인기를 끌지 못했다. 정신건강의학과를 선택한 지원자는 대인기피증여서 힘들어하는 경우도 있다.

　　성형외과를 선택하려는 지원자는 외모와 함께 환자를 설득할 수 있는 말솜씨도 필요하다고 하겠다. 그래서 나에게 가장 잘 맞는 과를 찾는 것이 중요하다고 본다.

봉직 3년 배운 기술이 평생을 좌우한다

봉직의사로 근무할 때 꼭 필요한 사항이다

첫째, 자신의 전문 분야를 만들어라.

병원에서 요구하는 대체적인 진료는 일반적인 부분에 대한 경험을 요구하지만, 최근 들어서는 70퍼센트 이상의 병원들이 전문 진료 과목에 대한 수행경험을 요구하고 있는 것으로 나타나고 있다.

무엇보다 자신의 경력개발에 보탬이 되고 남들과 다른 전문 분야를 준비해놓는 것이 몸값을 높이는 제일의 조건이 되겠다. 아직도 과반수의 전문의들이 별다른 노력을 기하지 않고 있지만, 조만간 바뀔 의료상황에서 특정 분야의 경험자를 선호하는 병원은 계속 나타날 것으로 보인다. 무엇보다 좋은 조건으로 이직을 위해서는 자신만의 전문 분야를 만들어 놓는 것이 중요하다.

둘째, 점차로 경력관리를 해야 한다.

일반적으로 "의사가 무슨 취업 하냐?", "의사도 헤드헌팅을 하느냐?"라고 묻는 사람도 있지만, 헤드헌팅의 본디 의미로는, 의사라는 전문직이 헤드헌팅에 가장 적합한 단어라고 하겠다.

다가올 시대가 달라지고 있고, 특히나 요즘 병원들은 예전의 병원들과는 비교가 안 될 정도로 대형화 조직화 전문화되어가고 있다. 원격 의료에 민간의료보험 도입까지 가정 한다면 자기 자신의 경력관리는 필수가 되어야 한다. 그래서 미리부터 자신의 프로필 관리를 확실히 해놓아야 한다.

셋째, 지나친 이직은 오히려 자신에게 피해가 된다.

요즈음의 초빙시장은 예전과는 다르게 자유롭게 이직과 초빙을 하고 있지만, 아직은 선진 해외 단계에는 이르지 못하고 있다. 병원에서는 능력 있는 의사를 초빙하고자 애를 쓰지만, 초빙 자체가 어려운 까닭에 나름의 볼멘 발언을 피력하지 못하고 있다.

썰렁한 개원가와 향후 계속해서 배출될 의사 수에 비한다면 다가올 초빙시장은 여기저기 잦은 이직을 하는 분들에게는 냉담하고 냉엄한 현실이 되리라 생각된다. 자주 옮기는 것이 나름의 능력으로 생각하시는 분도 있지만, 최소한 자신 연봉의 30퍼센트 이상의 실질이득을 기대하기 어렵다면 당분간 좀 더 경험을 쌓는 것도 좋은 방안이 되겠다.

넷째, 외부전문가 한두 명은 알아두자.

"진료는 의사에게, 의사취업은 초빙닷컴에게."라는 말이 있다. 썩은 동아줄을 타고 오르다 떨어지는 호랑이가 되지 않으려면 그 동아줄에 대해 조언할 수 있는 외부전문가를 한두 명쯤은 알아두는 것이 좋다. 외부전문가들은 많은 정보와 충고를 해줄 수 있으므로 향후 방향설정에 도움이 될 수 있기 때문이다. 철저한 자기관리와 혁신은 더 나은 미래를 준비하는 지름길이 될 것이다.

언제 좋은 기회가 올지 모른다

봉직의로 근무하면서 가급적 많은 업무를 익혀 놓아야 한다. 자신의 분야가 아니더라도 병원 업무의 구조와 절차, 그리고 의료산업의 전망 같은 것은 꾸준히 체크해 놓아야 한다. 그래서 언제 자신에게 헤드헌팅이 들어올지 모르기 때문에 항상 준비자세를 갖추고 있어야 한다. 기회가 있을 때 부지런히 배우고 익혀 봉직 3년이면 병원장도 될 수 있다는 마음가짐으로 업무에 임하길 바란다.

필자는 매일 매일 의사와 병원 책임자들을 현장에서 많이 만나면서 그들이 원하는 바와 나아가야 할 의료인력 시스템에 대해 현실적 상담을 하고 있다. 지금까지의 의료인력은 많은 시스템적 어려움에 봉착하고 있으며, 하루가 다르게 초빙시장에 대한 인식과 상황이 바뀌고 있다. 예전과 달리 의사들은 병원에 취업하는 것뿐만 아니라 기업과 정부기관 등 다양한 곳을 찾고 있지만, 대다수 연결되는 정보의 창구를 잘 모르고 있다. 또한, 그 포지션의 자세한 내용과 현실적 이해도 안 되고 있다.

바로 이 정보 창구의 핵심 역할을 하는 부분이 의사 헤드헌터의 책무라고 할 수 있다. 진료는 의사에게 그 외는 전문가에게 맡겨 보자. 의사 헤드헌터를 활용하여 자신의 커리어와 숨겨진 조건을 찾아보는 것이 이제 선택이 아니라 필수가 된 세상이다.

사무장 병원은 조심!

사무장이 소유하는 병원도 존재한다

자본주의 국가에서 이익을 극대화하기 위하여 병원장이 아니라, 사무장이 병원을 운영하는 경우가 있다. 의료인인 병원장이 아니라, 무자격자인 사무장이 병원을 실제 소유하게 되면 여러가지 문제가 발생하게 된다. 이러한 문제점은 고객인 환자뿐만 아니라, 일하는 봉직의사들한테도 피해가 돌아가기 때문에 구직할 때 주의를 해야 한다.

사무장 병원의 경우 무리한 대출을 이용해 의료기관을 개설·운영하고 투자금액 회수를 위해 불필요한 진료를 권하거나 고가의 약을 처방하는 경우가 빈번하다.

사무장 병원의 문제점

첫째, 불필요한 진료행위 증가 및 의료서비스의 질적 저하 등으로, 지역 주민과 환자의 건강을 위협하며 건전한 의료질서를 파괴할 수 있다.

둘째, 영리 목적의 의료기관 운영으로 불법·과잉 의료행위, 진료비 허위·부당 청구로 건강보험 재정 누수가 발생한다는 점을 들 수 있다.

셋째, 사무장은 의료인이 아니므로 의사 경력이 없다. 그래서 의사들의 심정과 처우에 대해서 제대로 알지 못한다. 오로지 자신의 수익에만 관심이 있다. 이럴 경우 봉직의사들에게 희생을 강요하여 급여 체납이 빈번하게 일어날 수 있다.

넷째, 자신의 이익을 극대화 하다 보면 당연히 의료서비스가 불친절하게 되고, 이렇게 되면 정상적인 병원 진료행위가 불가능해져, 나중에는 환자들로부터 외면을 받게 되어 문을 닫는 경우가 생겨난다. 이때 봉직의사들도 제대로 일한 대가를 받지 못하고 쫓겨나는 일도 발생할 수 있다.

다섯째, 사무장 병원은 불법으로, 형사처벌 외에도 행정처분을 함께 부과하고 있어 더욱 문제가 된다. 사무장 병원에 일하고 있는 봉직의사들은 의사면허정지나 심한 경우 의사면허를 취소당할 수도 있어 주의해야 한다.

사무장 병원 구별하기

필자는 오랫동안 의사헤드헌팅 회사를 운영하면서 이러한 폐해를 자주 봐왔다. 사회에 푸른 꿈을 안고 처음 진출한 병원이 사무장 병원으로 적발되어 봉직의사들까지도 많은 고통을 겪는 경우가 많다. 그래서 병원을 선택할 때는 이러한 점에 주의를 기울여야 한다.

사실 사무장 병원은 교묘하게 운영되기 때문에 언뜻 구분하기가 쉽지 않다. 스스로 사무장 병원이라고 알려주는 병원은 아무도 없다. 봉직의 스스로 알아서 구분해야 한다.

필자는 초빙닷컴 회사를 운영하면서, 전국의 여러 정보 경로를 통해 문제 있는 사무장 병원들의 운영정보를 알 수 있었다. 그래서 초빙닷컴 회원들한테는 절대로 사무장 병원을 피하도록 권고하고 있다. 사무장 병원과 같은 늪에 빠지지 않기 위해서는 처음부터 초빙닷컴과 같은 전문 에이전트의 도움을 구하는 것도 하나의 좋은 방법이다.

여러 봉직의사들도 사무장 병원에는 애초부터 얼씬도 하지 않아야 할 것이며, 적발 시에는 의사협회 등에 신고하여 선량한 동료 피해자가 발생하지 않도록 해야 할 것이다.

7

봉직의사 최근 선호 트렌드

현재보다 미래 성장성을 따져라

10년 앞을 내다보고 수요가 많은 과를 선택할 수 있으면 얼마나 좋을까? 하지만 그것은 로또 맞을 확률처럼 쉽지 않은 것이 현실이다. 의료분야에서도 현재보다는 미래에 성장 가능성이 높은 과를 선택하여 미리 준비해놓는 선견지명이 필요한 시점이다.

옆에서 훈수를 두는 사람이 장기판을 더 잘 본다는 말처럼 필자는 오랫동안 의사헤드헌팅 회사를 운영하면서 나름대로 시장을 보는 눈을 갖게 되었다. 오히려 현장에서 일하는 전문의들보다 더욱 정확하고 앞선 혜안을 갖게 된 것이다.

사회현상과 맞물려 생각하는 의사 구직

의사헤드헌팅 회사를 운영하면서 구직을 하는 봉직의사들의 내면을 살펴보면 여러 현상이 눈에 띈다. 특히, 최근에는 비수술 분야 의사들도 많은 수가 구직 및 이직을 희망하고 있는 것으로 나타나고 있다.

특히 소화기내과, 일반내과, 가정의학과, 정신건강의학과, 소아과, 신경과, 직업환경의학과 등 비수술 분야가 64.3%를 차지해 높은 비율로 나타나는 현상을 볼 수 있다.

필자는 최근에 비수술 분야 의사의 구직률이 높은 이유가 사회적 현상에 기인한다고 생각한다. 소화기내과 전문의의 경우 전임의를 마치고 경기상황이 안 좋아 개원을 미루는 이유로 페이닥터를 지원하는 것으로 보인다. 또 정신건강의학과 전문의의 경우엔 구직시장에 좀 더 높은 급여를 위해 더 밑에 지방으로 전직이 많은 것으로 판단된다.

최근 병원들이 직업환경의학과, 영상의학과, 신경과, 마취통증의학과, 재활의학과 등의 전문의 초빙에 어려움을 겪고 있는데, 이는 과거 외과 등 수술분야가 인기를 끌던 시절 마이너였던 이들 과목 졸업생이 소수라는 점을 꼽고 싶다. 즉 수요는 높은데 공급이 적다는 것.

실질적 수혜를 찾는 봉직의

어떤 중소 병원의 경우, 매출에 대한 압박이 높고 구직의사에게 지분 투자를 요구하거나 간혹 급여를 체납하기도 한다. 그래서 안정적이고 교수라는 직급으로 연구를 병행할 수 있는 대학병원이나 종합병원 의사를 선호하는 현상이 늘어나고 있다.

아울러 큰 병원에 가지 못할 바에는 의원 원장급으로 근무하면서 나중에 자신이 개업할 때를 대비해 원장 훈련을 하는 봉직의사들이 늘어나고 있다. 그만큼 봉직의사들도 명문보다는 실리를 택하는 것으로 그만큼 예전보다 개원이 어렵고, 또한 제대로 된 몸값을 인정받기 힘든 의료산업의 단면을 보여준다고할 수 있다.

필자는 오랫동안 모은 빅데이터를 바탕으로 이러한 트렌드를 누구보다도 잘 알고 있다. 그리고 미래에 유망한 분야나 구직자들이 선호하는 분야와 구인자들이 선호하는 분야도 데이터베이스화되어 있다. 전문의들이 자신의 분야에서 최고의 실력을 갖춘 다음 초빙닷컴과 같은 오랜 경험과 노하우로 검증된 전문 에이전트를 찾는다면, 시행착오 없이 자기가 원하는 적재적소에 맞춤의 몸값을 받고 초빙받을 것으로 믿는다.

인터넷 구인·구직의 문제점

과장과 허위매물이 많은 사이버 공간

시간과 비용을 아끼기 위해 인터넷으로 집을 구하는 사람들이 늘어난다. 인터넷이 발달하여 누구나 쉽고 편리하고 또한 저렴한 비용으로 집을 구하고 있다. 하지만 가장 많은 사고가 발생하는 곳이 바로 인터넷 공간이기도 하다.

사이버 공간은 얼굴을 볼 수 없기에 누구나 쉽게 매물을 올릴 수 있다. 그러한 과정에서 과장광고와 허위매물과 같은 여러 문제점이 발생한다. 그래서 더욱 시간적 금전적으로 손해를 볼 수 있다. 직접 만나서 보고 확인하면 이러한 문제점을 많이 줄일 수 있다.

우후죽순 생겨나는 유사 구인·구직

　필자는 2003년에 국내 최초로 의사헤드헌팅 회사인 초빙닷컴을 만들었다. 누구보다도 이러한 분야에 대하여 잘 알고, 또한 경험과 데이터가 많기 때문에 가능했던 것이다. 지난 십수 년 동안 초빙닷컴은 우리나라 의사헤드헌팅 분야의 선두에서 올바른 의사 구인·구직 매칭을 위해 불철주야 노력해오고 있다.

　하지만 하나가 잘 되면 옆에 우후죽순 유사업체들이 생겨나는데, 의사헤드헌팅 분야에서도 예외가 아니다. 하지만 대부분 일반 구인·구직 사이트의 한쪽 면만 차지하고 있는 인터넷 업체가 대부분이다. 거기다 필자가 운영하는 초빙닷컴에서 단기간 근무하고 나가서 단순히 모방한 유사업체도 존재한다.

　그러한 업체들은 우선 업력이 짧고 제대로 된 인재정보가 있을 리가 없다. 대부분 소개료에만 관심이 있어서 급한 마음으로 미스매칭 되는 경우가 많다. 거기다 그러한 유사업체들은 사후에 책임을 거의 지지 않는다. 소개만 해주고 나 몰라라 하는 것이다.

　이렇게 되면 청운의 꿈을 안고 병원에 첫발을 내딛는 봉직의사들은 제대로 된 병원을 찾기가 힘들다. 제대로 된 조사를 하지 않고 단순히 소개만 해주는 업체를 통해서 병원을 급하게 선택한 후, 또 나중에는 빨리 그만두는 경우를 너무나 많이 봐왔다. 이러한 유사 날림 업체에서 시간과 비용을 낭비한 후 뒤

늦게 필자가 운영하고 있는 초빙닷컴에 문을 두드리는 경우가 많다.

처음부터 제대로 된 헤드헌팅

처음부터 제대로 된 헤드헌팅을 이용하게 되면 병원이라는 사회생활이 보람 있고 즐거워진다. 제대로 된 자신의 몸값을 책정받아 전문 분야에 대한 기술 향상도 뒤따를 수 있다. 또 일하는 병원에서 제대로 된 경력을 쌓아 나중에 더 좋은 자리로 업그레이드할 수 있는 기회도 많아진다.

환자가 전문의에게 상담하는 것처럼 의사헤드헌팅도 전문가에게 맡겨야 한다. 싸다고 무조건 좋은 것이 아니라, 스콧 보라스와 같은 전문 에이전트인 초빙닷컴에 맡기는 것이 훨씬 더 좋은 결과를 가져올 수 있다.

믿을 수 있는 오프라인 헤드헌팅

인터넷 구인·구직 업체는 언제 사라질지 모른다. 그래서 책임감이 없고 제대로 된 정보를 얻기도 힘들다. 쉽고 편한 것만을 추구하다가는 또다시 쉽고 빠르게 그만두는 경우가 많다. 수준 높은 에이전트를 통해 진지하고 실력 있게 준비해보자.

주변에 몸값을 제대로 인정받고 병원에 초빙된 봉직의사들을 한번 살펴보기 바란다. 그들은 대부분 발품을 팔고 철저하게 준비하여 성공했다. 초빙닷컴과 같은 경험이 많고 믿을 수 있는 에이전트를 통해서 원하는 병원을 골라서 선택했다. 초빙닷컴을 통해 구직에 성공한 봉직의사들은 주변에 자랑스럽게 소개를 해준다. 그만큼 믿기 때문에 가능한 것이다.

아무리 사이버 시대라고 하지만 진료를 믿고 맡길 의사를 선택하는 중요한 일인 만큼, 의사헤드헌팅 세계도 얼굴을 보고 묻고 따지면서 진지하게 결정해야 한다.

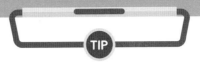

의사 구직 이것만은 꼭!

첫째, 계약서를 제대로 써야 한다.

계약서를 쓰지 않고 구두로 일하는 봉직의가 많은데, 근로계약서에 근무조건, 시간, 근로 기간을 비롯해 자신이 처리해야 하는 일의 범위까지 명시해야 한다.

둘째, 세금 문제를 확실히 해라.

봉직의사들은 주로 네트제로 연봉협상을 하는 경우가 많은데, 이때도 계약서에 세금 문제에 대한 해결 방법을 명시해야 한다. 퇴직할 때 원천징수 영수증과 환급금을 돌려받는 일 등도 확인해야 세금 문제로 불이익을 겪지 않는다.

셋째, 블랙리스트 병원을 알아놓아라.

시스템이 불합리하거나 질이 좋지 않은 병원은 계속해서 봉직의사와 마찰을 일으킬 수 있다. 봉직의가 자주 바뀌는 병원은 사유를 알아보고 블랙리스트를 확인해 입사 시 체크한다.

넷째, 적정 보수를 확인하라.

봉직의사들은 의과대학 시절 실습에만 전념한 나머지, 세금 문제나 연봉 문제 등 봉직의 생활에 대해 배우지 못하는 경우가 많다. 최신 트랜드의 술기를 가르쳐준다는 식으로 박봉을 요구하는 병원도 있기에 자신의 몸값에 맞는 적정 페이를 제대로 책정하길 바란다.

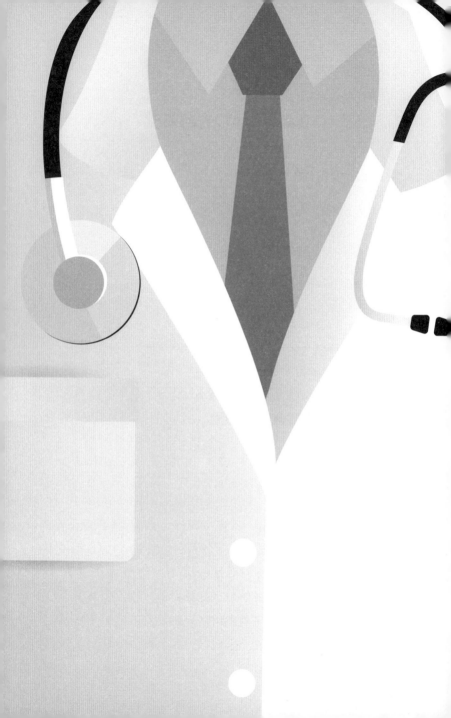

2장

의사 구인하기

잘 키운 의사 하나가 병원을 살린다!
스타 강사 한 명이 입시 학원을 살리고
아이돌 한 명이 기획사에 대박을 안겨준다.
무한 경쟁시대에는 병원도 마찬가지다.
스타 의사 한 명이 병원을 키운다.
그래서 많은 병원들은 좋은 의사를 찾기 바쁘다.
하지만 입맛에 딱 맞는 의사를 찾기 힘들다.
어디 스타 의사 없을까?

인터넷으로 좋은 의사를 구할 수 있을까?

인터넷 구인·구직의 현실

한 명의 의사를 구하는 것은 아르바이트생을 모집하는 것과는 차원이 다르다. 직업 수준부터 실력, 그리고 연봉과 사회적 인지도에서 의사라는 직업은 우리 사회에서 최고 권위를 인정받고 있다.

이런 상황에서 의사라는 인재를 너무 쉽게 구인·구직 한다는 것은 아무래도 문제가 있어 보인다. 수준 높은 자리에 있는 인재인 만큼 깐깐하고 진지하게 모집을 해야 한다.

하지만 인터넷 강국인 우리나라에서는 의사도 일개 편의점 아르바이트생 뽑는 것처럼 생각하는 경우가 많다. 최저 시급의 아르바이트생을 구할 때도 요모조모 재보고 따져서 채용하는데, 연봉이 높은 의사를 구인할 때는 더 큰 수고와 노력이 필요하다.

잘못 뽑았다가는 의료사고도 일어날 수 있고, 힘들게 키운 병원 명성이 한순간에 사라질 수 있다. 병원은 평판이 중요한 사업이기에 인재 구인에 더 신경 써야 한다.

왜 인터넷 구인·구직이 문제인가?

전문의들은 실험실습에 열중하느라 사회 물정을 모르는 경우가 많다. 전문의로 사회 진출을 시작하지만, 전공 공부에 쫓겨서 제대로 된 취업 정보를 얻기 힘들다. 전문의 자리가 줄어들기 때문에 교수님과 선배들한테 부탁하기도 힘든 실정이다. 그래서 컴퓨터나 스마트폰으로 손쉽게 취업 자리를 알아본다.

인터넷은 익명성을 전제로 하기 때문에 깊이 있는 정보나 진실을 알기 힘들다. 그래서 구인자, 구직자 모두 인터넷의 이 익명성을 자기들한테 유리하게 이용한다. 불확실한 인터넷정보를 보고 전화 한 통화로 약속을 잡고 가서 대충 구인·구직 활동을 진행한다. 그러다 보니 구직자에 대한 깊이 있는 판단과 구인 병원에 대한 제대로 된 정보나 인식이 부족할 수밖에 없다.

그래서 의사라는 사회적 명망이 있는 직업의 인재가 너무나 쉽고 빠르게 구직·구인을 결정하게 된다. 그런 과정에서 상대방에 대한 깊이 있는 정보와 판단을 하지 못해, 서로에 대한 기대치가 너무 높거나 달라서 쉽게 계약이 깨어지는 경우를 많이 보았다.

쉽게 뽑으면 빨리 나간다

한 사람의 인재를 뽑는 것은 실로 중요하고 힘든 과정이다. 잘 뽑은 인재 한 명이 가게를 확장시킬 수도 있고, 또 망하게 할 수도 있다. 하물며 병원의 대표 얼굴이라고 할 수 있는 의사는 더욱 그러한 경우가 많다.

구직을 원하는 봉직의사는 인터넷으로 무조건 좋은 조건만 생각을 한다. 자신의 역량은 익명성에 숨긴 채 오로지 자리를 채우기 바쁘다. 자리에 대한 책임감은 별로 없고 오로지 조건에만 관심이 많다.

봉직의사를 초빙하는 병원도 마찬가지다. 제대로 된 인재를 검증할 시간과 시스템이 없기 때문에 빈자리에 사람만 채워놓기 바쁘다. 그래서 적재적소에 인재를 배치하는 것이 아니라 땜질로 의사를 모집한다. 너무 쉽게 뽑기 때문에 너무나 쉽게 그만두는 경우가 발생한다.

진지하고 품격 있는 구인·구직

그럼 어떻게 해야 의사 구인·구직을 원하는 방향으로 이끌어갈 수 있을까? 그건 바로 상대방을 깊이 있게 인식하고 평가하는 것이다.

아무리 인터넷 시대가 발달했다고 하지만 봉직의사를 초빙하는 과정만큼은 수고스럽더라도 오프라인에서 결정해야 한다. 지원 서류를 꼼꼼히 훑어보고 사실인지 검증과정이 필요하다. 인맥을 통해서 실제로 그러한 인재인지 파악을 해보아야 한다. 그래야 나중에 후회하지 않는다.

실력 있는 인재들이 모여 있는 전문 에이전트에 도움을 청하는 것도 좋다. 그러한 곳에서는 자체 검증시스템으로 일차적으로 벌써 어느 정도 검증절차가 끝났다. 이런 시스템에서는 인재 구인·구직에서 시행착오를 할 확률이 적은 것이다.

자주 자리를 옮기는 봉직의, 그리고 자주 의사가 바뀌는 병원은 무언가 문제가 있는 것이다. 너무나 쉽게 사람을 뽑고 또 너무나 자주 병원을 바꾸는 것이다. 이런 병원과 의사는 소비자인 환자가 먼저 알고 가길 꺼린다. 그렇게 되면 병원이 나락으로 떨어지는 것은 한순간이다.

아무리 인터넷 세상이라고 할지라도 병원을 선택하고, 또 봉직의사를 초빙하는 것만큼은 신중하게 생각하자. 전문가와 상담하여 A급 의사를 구하고 특급 병원을 선택하여 서로 윈윈할 수 있다.

2

인재가 미래다

무한경쟁 시대에 돌입한 병원

"인재가 미래!"라는 캐치프레이즈를 쓰는 대기업이 있다. 글로벌 기업은 기술개발과 함께 인재양성에 투자를 아끼지 않는다. 무한 경쟁 시대에 살아남기 위해서는 그만큼 인재양성이 중요한 것이다.

병원도 마찬가지다. 외국의 첨단 의료개방이 현실화되는 시점에서 이제 병원도 무한 경쟁 시대에 뛰어들었다. 첨단의료장비로 무장한 병원이 중소 도시에도 들어서며 살아남기 위해 안간힘을 쓰고 있다. 이런 상황에서 좋은 의사, 스타 의사 한 명이 병원을 먹여 살릴 수도 있다.

스타 강사 한 명이 망해가는 대형 입시 학원을 살리는 경우를 보았다. 문 닫을 뻔한 기획사가 스타 아이돌 한 명 덕분에 주가가 상승하고 있다. 스타 쉐프 한 명이 호텔을 살리기도 한다. 간판 투수 한 명이 최하위팀을 선두권으로 끌어올리기도 하고, 팬들을 경기장으로 끌어들이는 역할을 한다. 그만큼 실력 외에도 대중적 인지도가 중요한 세상이다.

스타 의사 영입의 효과

환자유치에 총력을 기울이는 전국의 병원들은 갈수록 스타 의사 모시기에 온 힘을 쏟고 있다. 인재영입의 노력을 들이는 것은 여러 이유가 있는데, 우선 매출과 직결될 수 있기 때문이다. 어느 분야에 유명한 의사가 병원에 있다는 소문이 나면 환자들이 먼저 알아서 줄을 선다.

대형마트의 미끼상품처럼 스타 의사를 찾는 환자들은 다른 분야도 이용하게 된다. 스타 의사가 있는 병원에서 다른 과까지 찾게 되는 것이다. 그만큼 병원으로서는 좋은 것이다.

스타 의사를 영입하는 또 다른 중요한 이유는 지역 환자에 대한 대외 홍보활동에 활용하고자 하는 경우가 가장 많고, 더불어 의료서비스의 품질도 끌어올리기 위한 전략으로 보인다. 이러한 실제 병원들은 전속 의사를 영입하기 위해서 상당한 공을 들이고 있다.

고액의 연봉 외에 각각의 옵션별로 전속계약금 지급, 고급아파트제공, 레지던스 호텔형 주거와 청소서비스, 고급승용차 등의 파격적인 대우를 제시하고 있다.

더불어 진료센터의 강화와 함께 희망인력과 장비 시스템을 파격적으로 맞춰주는 등 공격적인 러브콜을 보내고 있다.

스타 의사 영입의 부가적 측면

실제 진료 전문, 수술 전문 의사를 영입 시에 해당 진료 및 수술의 약점을 메우고 메이저 병원급의 경험을 받아들일 수 있게 되는 기대효과가 있다. 또 다른 과의 의사들도 분발하게 되어 전체적으로 발전할 수 있는 경쟁시스템이 도입되는 것이다.

힘들 때일수록 기업은 기술개발에 투자하고, 병원은 인재양성에 집중해야 한다. 인재양성에 비용을 아끼지 말아야 할 것이다. 잘 준비된 인재는 고객인 환자들한테 좋은 평가를 받아 병원이 발전할 수 있는 계기를 마련해 준다. 병원 확장, 시설 개선, 첨단 의료장비 확충과 같은 부차적인 측면보다도 잘 준비된 스타 의사 한 명이 병원을 더욱 업그레이드할 수 있는 역할을 할 수 있다.

스타 의사 한 명을 초빙하기도 힘들 뿐더러 지속적으로 관리하기는 더욱 힘들다. 그만큼 대우를 하기가 까다롭고 손이 많이 가게 된다.

하지만 스타 의사 한 명이 병원을 먹여 살릴 수도 있기 때문에 일단 자리만 잡게 되면 들인 공 이상으로 보답을 해주기 마련이다. 그래서 병원은 스타 의사 한 명을 영입하기 위해 메이저리그 버금가는 공을 들이는 것이다.

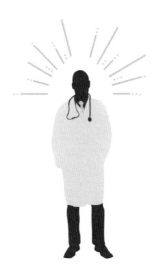

좋은 인재를 구하는 방법

좋은 인재는 귀하다

의사헤드헌팅 회사를 운영하며 수많은 병원장들을 만나는데, 그때마다 그들은 좋은 인재가 없다고 하소연한다.

소문을 듣고 좋은 의사를 써보았는데 예상과는 다르다고 푸념하는 병원장들도 있다. 그래서 남의 말을 듣고 좋은 인재를 영입하는데 한 번 더 고민하게 된다. 본전 생각이 나기 때문이다.

아무나 좋은 인재를 구할 수 없다. 좋은 인재는 그만큼 귀하기 때문이다.

돈을 아끼면 인재를 구하기 어렵다

부동산에서 좋은 땅은 절대 일반 고객들한테 내놓지 않는다. 알음알음으로 지인들한테 먼저 연락을 하기 때문이다. 좋은 땅을 소개받은 지인은 적정 소개료보다 더 많은 성과 보수를 지급한다. 그렇게 해도 알짜 부동산이 더 큰 수익을 가져다주기 때문이다.

좋은 인재를 영입하기 어렵다고 한탄하는 병원장들 대부분 돈을 아끼는 경우가 많다. 우선 구할 때 드는 비용을 아낀다. 공짜로 정보를 얻어서 인재를 영입한다. 그 의사에 대하여 제대로 파악하지 못하고, 누가 그렇다고 하니까 그대로 믿는다. 하지만 제대로 된 검증과정이 없었기 때문에 서로에 대한 기대치가 달라서 쉽게 깨어지는 경우가 많다.

또 어떤 병원장들은 인재영입보다는 병원 환경개선에 더욱 열심이다. 병원을 리모델링하고 첨단 장비를 들여놓는다. 그들한테 왜 인재영입에는 소극적인가 물어보면 대답은 한결같다.

병원과 설비에 돈을 투자하면 그래도 남는 것이 있지만, 인재를 영입해도 나중에 떠나버리면 남는 것이 없다는 것이다. 그래서 인재영입에 적극적으로 나서지 못하고 매번 업종 변경만 하고 있다. 아직 구시대적인 발상에 사로잡혀 있는 것이다.

글로벌 기업의 인재양성

오늘날 글로벌 기업으로 성장한 대부분의 기업의 공통점은 바로 과감한 인재양성과 투자이다. 세계 어느 곳에 유능한 인재가 있다면 경영진이 비행기를 타고 가서 모셔온다. 이루 말할 수 없는 좋은 조건으로 인재를 영입하여 회사 발전을 위해 투자한다.

단지 눈앞에 인건비가 지출되지만, 그러한 인재는 회사를 먹여 살릴 뛰어난 성과를 선물해준다. 투자가치 효율성에서 보면 대박인 것이다.

최근 인터넷 강의 시장이 확장되면서 스타 강사 모시기가 뉴스에 나온다. 수십 수 백 억 원을 들여 스타 강사를 모셔온다. 처음에는 출혈이지만 나중에는 그것보다 몇 배 더 큰 수익으로 보답한다. 그러한 경영인들은 미래를 내다보는 혜안을 가진 것이다.

무한 경쟁 시대에 살아남기

글로벌 의료시스템이 몰려올 의료산업도 마찬가지다. 외국의 오랜 전통과 역사를 자랑하는 첨단 병원이 상륙하게 되면 국내에서 설 자리가 좁아지게 된다. 그들과 싸워 살아남기 위한 마지막 무기는 바로 인재라고 할 수 있다.

잘 준비된 스타 의사와 같은 인재야말로 무한 경쟁 의료시대에 살아남을 수 있는 최후의 보루인 것이다.

그럼 어떻게 이러한 인재를 양성할 수 있는가? 바로 과감한 투자와 검증된 인재를 쓰는 것이다. 조금 주저하고 아끼고 망설이다가는 인재를 놓치고 만다. 실제 놓친 스타 의사가 바로 경쟁 병원으로 영입되어 나중에 땅을 치고 후회하는 경우를 필자는 여러 번 보았다.

좋은 인재를 구하는 확실한 방법

검증된 인재는 찾기도 어려울뿐더러 찾아도 초빙하기 힘들다. 이미 여러 곳에서 러브콜이 쇄도하기 때문이다. 남들보다 빠른 영입으로 스타 의사를 초빙해야 한다.

필자는 지난 십수 년 동안 의사헤드헌팅 회사를 운영하면서 수많은 경험과 노하우와 빅데이터를 바탕으로 각 분야 최고의 인재 의사를 파악하고 있다. 이러한 데이터는 다른 곳에서는 잘 알지 못하는 비밀스러운 정보로 철저하게 검증이 된 것이다.

사람을 한 번 써보고 후회하지 말고 쓰기 전에 잘 골라야 한다. 스카우트 비용에도 많은 제반 비용이 발생하기 때문에 그러한 시행착오를 줄이기 위해서는 실력 있는 에이전트한테 의뢰하는 것이 필요하다. 스콧 보라스한테 쓰는 돈을 아까워해서는 인재를 구하기 어렵다.

　검증된 의사를 쓰되 신속하고 과감하게 투자하여 영입하라!
이것이 무한 경쟁시대에 살아남고 절대적 우위를 지킬 수 있는
유일한 방법이다.

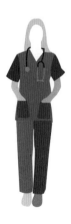

파랑새 신드롬을 가진 의사는 피해라

파랑새는 없다

명작 동화 『파랑새』를 보면 항상 파랑새를 찾아 꿈을 좇아가는 주인공이 나온다. 파랑 색깔이 상징하는 희망을 찾아 포기하지 않고 나아가지만, 결국 파랑새를 찾지 못한다. 이유가 뭘까? 애초부터 파랑새는 없었던 것이다.

하지만 파랑새를 찾아가는 동안 주인공은 희망에 부풀어 있으므로 행복하다. 현실이 아무리 어려워도 미래에 대한 희망을 품고 있어서 암담한 현실을 견딜 수 있다. 하지만 결국은 파랑새를 찾지 못한다. 애초부터 파랑새는 신기루이기 때문이다.

파랑새는 없지만, 그 과정에서 어느 정도 만족과 행복을 얻을 뿐이다. 그러나 희망이 없다고 인식하는 순간 모든 것이 물거품으로 돌아간다. 그래서 파랑새는 없어도 끝까지 파랑새는 있다고 혼자 우기기도 한다.

파랑새를 쫓아가는 의사들

어릴 적부터 천재 소리를 듣던 학생들, 중고등 학교 때 전교 1, 2등을 하던 학생들, 커트라인이 가장 높은 의과대학교에 합격한 학생들, 등록금이 가장 비싼 의대를 무사히 졸업한 학생들, 졸업 후 인턴과 레지던트를 통해서 실험실에서 어려운 실습을 마친 학생들. 바로 우리나라 최고의 직업이라고 할 수 있는 의사의 위상이다.

이런 의사의 눈높이는 상상을 초월한다. 자기가 최고라는 생각, 가장 똑똑하다는 자신감, 그리고 가장 최고의 대우를 받아야 한다는 자부심으로 똘똘 뭉쳐있다. 당연히 최고의 대우를 기대하며 사회로 진출한다. 어지간한 조건은 눈에 들어오지도 않는다.

파랑새를 찾을 수 있다는 생각

그래서 웬만한 조건의 병원 초빙은 눈에 들어오지도 않는다. 어떻게 해서 공부했는데, 어떻게 해서 좋은 의과대학에 입학했는데, 또 어떻게 해서 힘든 수련과정을 성공적으로 마쳤는데, 그리고 어떻게 해서 어려운 의사면허 자격증을 땄는데 말이다.

그래서 최고로 대우를 받고 싶어 한다. 어지간한 대우는 마음에 들지 않는다며 항상 더 멋진 파랑새를 찾는다. 내 손안에 잡힌 작은 새보다 새장 속에 있는 멋진 새보다, 창공을 마음대로 날아다니는 멋진 파랑새를 꿈꾼다.

파랑새는 쉽게 잡히지 않는다

하지만 세상은 연구실에서 생각하는 것과는 너무도 다르다. 수요공급의 법칙으로 병원 자리는 줄어들고 의사는 너무나 넘친다. 거기다 경제가 어려워져 예전만큼 의사가 대우받기가 힘들어진다.

그래도 의사들은 파랑새를 포기하지 않는다. 최고의 조건으로 병원을 물색한다. 다른 사람은 몰라도 나는 기필코 파랑새를 잡을 수 있다고 스스로 위안한다. 그리고 파랑새를 잡아도 이건 파랑새가 아니라고 생각한다. 어지간한 병원 자리는 눈에 차지도 않는다.

그래서 수없이 이력서를 내보고 수많은 면접을 본다. 그때마다 자기가 찾던 파랑새가 아니라고 생각한다. 자신이 원하는 병원 자리가 아니라고 생각한다. 쉽게 잡히지 않는 파랑새를 원망하고 세상을 원망한다. 자신의 진가를 제대로 알아주지 않는 병원을 한탄한다. 그러면서 조금씩 시간은 흘러간다.

파랑새는 생각보다 가까이 있다

오랫동안 의사헤드헌팅 회사를 운영하면서 이처럼 파랑새를 찾는 의사들을 많이 보았다. 눈이 너무 높고 조건이 까다로워 어지간한 초빙 대우에는 만족하지 못한다. 설사 병원에 들어가더라도 정착하지 못하고 곧바로 새장을 뛰쳐나와 또 다른 파랑새를 찾으러 떠난다.

이처럼 파랑새만 쫓는 의사들은 자신의 자리에 만족할 리가 없다. 그래서 안정적으로 업무에 임하지 못하고 항상 마음이 붕 떠 있다. 그래서 환자들을 제대로 돌보지 못하고 서비스에 소홀하게 된다. 결국, 환자는 떠나고 병원은 쇠락하고, 다른 병원을 찾아 나온다.

애초부터 파랑새는 없는 것이 아니라 파랑새는 아주 가까운 곳에 있다. 자신의 실력에 맞는 자리를 찾으면 된다. 자신에게 꼭 맞는 안성맞춤 병원 자리가 얼마든지 있다. 주어진 현실에 만족을 못 하고 항상 허상만 꿈꾸고 있는 것이다.

봉직의사를 모집하는 병원장들은 이러한 파랑새를 쫓는 의사들을 경계해야 한다. 이런 봉직의사들은 항상 인터넷 구인광고만 클릭하면서 너무나 쉽게 결정을 하고 또 너무나 빨리 그만두고 나가버린다.

그래서 경험과 데이터가 많고 믿을 수 있는 에이전트를 이용하면 이러한 고민을 많이 줄일 수 있다. 필자가 운영하는 의사 헤드헌팅 회사인 초빙닷컴은 이러한 철부지 파랑새들은 없다. 모두 부리가 곧고 발톱이 억센, 튼튼한 송골매만 키우고 있는 것이다.

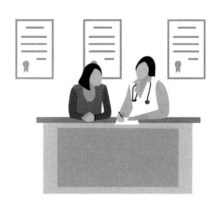

유망한 초빙과목으로 업종변경

주방장이 식당을 망하게 한다

어느 사업가가 식당을 차리고 음식 장사를 시작한다. 자본을 가지고 점포를 얻고 인테리어를 한다. 그리고 한식 요리 자격증이 있는 유명한 주방장을 초빙해서 크게 장사를 시작한다.

처음에는 개업발로 장사가 잘 되는가 싶더니 손님이 영 오지 않는다. 사장은 요리를 할 줄 모르지만, 사업적인 마인드는 있다. 곰곰이 살펴보니 주방장이 문제다. 유능한 주방장이라는 소문을 듣고 비싼 월급을 주고 데리고 왔지만, 고집이 세고 종업원들과 어울리지 못한다. 손님들이 음식 맛을 지적하는데도 받아들이지 않고 자기 입맛대로 요리한다. 결국, 몇 달이 못 가

한식당은 문을 닫고 사장은 큰 금전적 손해를 입는다.

주방장이 식당을 살린다

사장은 주방장을 제대로 두지 못한 것을 가장 큰 실패의 요인으로 생각했다. 그래서 두 번 다시 이런 실수를 되풀이하지 않겠다고 다짐했다. 그리고 음식 컨설턴트한테 용역을 주어 어떻게 하면 문 닫은 식당을 다시 살릴 수 있을까 조언을 구한다. 컨설턴트는 여러 자료를 검토한 후 고민 끝에 업종 변경을 제안한다. 한식당 말고 갈비탕과 냉면 전문점을 여는 것이 어떻겠냐고?

사장은 전문가의 말을 듣고 체계적으로 준비한다. 육수를 잘 뽑는 일류 주방장을 초빙한다. 여러 주방장 중에 까다로운 면접을 통해 한 명을 선택한다. 그리고 파격적인 조건을 제시한다. 매장 수익에 대한 인센티브를 주기로.

여러 메뉴가 즐비한 한식당 말고 육수를 뽑아 갈비탕과 냉면만 파는 식당은 차별성이 있어 손님이 들끓는다. 입맛이 까다로운 손님의 투정에도 귀를 기울이며 맛을 업그레이드했다. 한식당으로 문을 닫고 망할 뻔했던 사장은 업종 변경으로 재기에 성공했다. 이제는 가맹점을 열 정도로 대박집이 되었다.

의사는 병원의 얼굴

병원도 마찬가지다. 시대에 맞는 트렌드 업종이 있고, 대표 의사가 병원을 망하게도, 또 살리기도 한다.

비싼 자금을 모아 크게 병원을 열었지만, 시대적 추세를 따라가지 못해 고생하는 경우가 있다. 거기다 초빙한 봉직의사가 기대에 미치지 못할 경우에는 고민이 이만저만 아니다.

이런 고민을 상담하는 병원장들한테 필자는 병원 업종을 한 번 바꾸어보라고 조언을 한다. 사회 변화와 인구구조, 그리고 최신 트렌드에 맞는 업종을 과감하게 선택하는 것이다. 여기에 가장 중요시되는 것은 음식점의 주방장처럼 대표 의사를 스카우트하는 것이다.

주방장이 식당의 얼굴이라면 의사는 병원의 얼굴이다. 잘 초빙한 의사 한 명이 망해가는 병원을 살리기도 한다. 실력 있고 젊고 유능한 의사 덕분에 병원은 새로운 활기를 찾고 발전하는 때도 있다. 모두 다 최신 유행 트렌드를 잘 읽은 덕분이다.

업종 변경으로 위기를 극복하라

환자가 많이 찾는 과가 있고, 진료비가 높은 과가 있다. 그리고 부가가치가 높은 과가 있고, 개업만 하면 북적거리는 과가 있다. 모든 것이 시대의 변화와 시장 환경을 잘 읽으면 보인다.

비싼 금액을 들여 병원을 개업했는데 매출이 오르지 않는다면 한 번쯤 고민해봐야 한다. 계속 그대로 두다가는 서서히 망한다. 잘 안 되는 병원으로 소문이 나면 회복하기도 힘들다. 내리막 초기 단계에서부터 과감하게 결정을 해야 한다.

잘 되는 업종으로 변경하고 스타 의사를 초빙하자. 그래야 병원 무한 경쟁시대에서 살아남을 수 있다. 어디서부터 어떻게 시작해야 할지 모를 수도 있다. 곁에 있는 전문 에이전트에게 도움을 청하자. 그 사람들은 의사와 병원장들이 모르는 고급정보들을 확보하고 있다.

초빙닷컴은 의사헤드헌팅 업무 외에도 시장 조사와 병원 컨설팅, 그리고 업종 변경 조언 및 병·의원의 안정적 양도, 양수와 같은 토털 의료시스템을 갖추고 있다.

추천을 통해 의사를 소개받자

미팅과 소개팅

학창시절 캠퍼스에서 미팅과 소개팅을 해본 경험이 다들 있을 것이다. 여러 명 우르르 몰려와서 누가 누구인지 모른 채 작대기로 상대방을 결정하는 것은 미팅이다. 누가 누구인지 모르기 때문에 랜덤 방식이라 복불복이다.

그에 비해 소개팅은 소수이기 때문에 자리를 주선하는 사람이 신경을 많이 쓰게 된다. 소개자가 양쪽 상대방을 잘 알고 딱 맞는 사람을 소개해 주기 때문에 취향이 서로 비슷하다.

그래서 미팅으로 만나는 것보다는 소개팅으로 만나는 경우잘 될 확률이 더 높은 것은 당연한 이치다.

결혼중개업체와 마담뚜

성혼 연령에 이른 미혼들은 결혼중개 업체를 찾아 소개를 받는다. 가입비가 비싸지만 서로 비슷한 상대방을 소개해주기 때문에 대체로 무난하다는 평가를 받는다.

결혼중개업체는 수많은 데이터를 가지고 회원을 평가하기 때문에 서로 많이 차이가 나는 상대는 소개하지 않는다. 그래서 눈높이가 서로 비슷하기 때문에 성혼으로 이루어지는 경우가 많다고 한다. 그래서 연애에 실패한 미혼들은 마지막으로 결혼중개 업체를 찾아 짝을 구한다.

지금은 체계화된 결혼중개업체가 많이 성행하지만, 예전에는 매파라고 불리는 마담뚜들이 성혼을 중개했다. 이 사람들은 상대방 집안을 누구보다도 잘 알기 때문에 서로 비슷한 수준의 짝을 소개해 준다. 잘못 소개해 주었다가는 뺨이 석 대기 때문에 책임을 지고 소개를 해준다. 결혼에 있어서는 가장 전문가들이다.

소개는 믿을 수 있어야

병원과 의사도 마찬가지다. 의사가 취업하는 경우는 다양하다. 과거에는 교수님을 통하거나 먼저 진출한 선배를 통해서 하는 경우가 많다. 그렇지 않으면 기구상 또는 제약영업사원을 통한 경우도 있다.

오늘날에는 보다 전문적이고 체계적인 시스템을 갖춘 전문가 그룹들이 등장한다. 헤드헌팅 회사는 인맥과 인정에 치우치지 않는다. 대신 빅데이터에 바탕을 둔 정확하고 공정한 자료를 바탕으로 병원과 의사를 연결해 준다. 그래서 요즘은 가장 전문직이라고 할 수 있는 의사 구인·구직은 대부분 헤드헌팅 회사가 맡는다.

믿을 수 있고 검증된 업체

그래도 쉽고 싸게 구인·구직을 하기 위해 인터넷을 통하기도 한다. 하지만 인터넷은 익명성을 전제로 하고 있으므로 누가 누군지 잘 모르는 경우가 많다. 그래서 시행착오를 겪으며 시간과 비용을 낭비한 후 제대로 된 헤드헌팅 회사를 찾아서 조언을 구한다.

헤드헌팅 회사는 오랜 경험과 노하우를 가지고 많은 데이터를 통해 다양한 인재들을 확보하고 있다. 거기다 기업이기 때문에 끝까지 소개를 책임진다. 2003년 설립 후 현재까지 번성하는 초빙닷컴은 그만큼 시장에서 인정을 받았다는 것이다.

소개자가 잘못 소개했다가는 자신의 입장이 난처하므로 신중하게 결정해서 소개해 준다. 헤드헌팅 회사도 마찬가지다. 잘못 소개했다가는 입소문이 무서워서 모든 업무에 만전을 기한다.

인터넷보다는 오프라인이 답이다

서로의 눈높이에 맞는 의사와 병원을 적재적소에 소개하는 것이 바로 헤드헌팅 회사의 임무이기 때문에 익명성이 난무하는 인터넷 구인·구직 사이트와는 차원이 다르다. 그래서 실력 있는 의사들은 헤드헌팅 회사에 많이 등록되어 있고, 비즈니스를 아는 병원장들도 곧바로 헤드헌팅 회사를 찾는다.

왜 인터넷 구인·구직 사이트를 피해야 하는 이유를 알 수 있다. 처음부터 확실한 초빙닷컴을 선택해서 시간과 비용을 줄이는 것이 현명하기 때문이다.

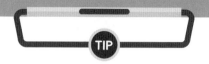

이런 의사는 부디 피해라!

첫째, 자주 이직을 하는 의사

자주 병원을 이직하는 의사는 무언가 문제가 있다. 한 곳에 자리를 잡지 못하고 이리저리 파랑새를 찾아 옮긴다. 동료들과도 관계가 원만하지 못하고 조금만 더 좋은 조건을 제시하면 또 다른 병원으로 옮길 사람이다.

둘째, 실력에 비해 높은 조건을 요구하는 의사.

실력이 뛰어나면 원하는 조건에 맞추어주지만 그렇지 못하는 경우도 있다. 실력은 뛰어나지 못하는데 터무니없이 높은 조건을 제시하는 경우는 경계해야 한다.

셋째, 인성도 인상도 중요하다.

의사도 서비스 직업으로 요즘에는 인식되기 때문에 고객인 환자를 대하는 인성이 좋아야 한다. 환자를 고객처럼 대해야 재방문으로 이끌 수 있어 병원 매출 향상에 도움이 된다. 또 비주얼 시대이기 때문에 편안한 인상을 주는 의사가 병원에 도움이 된다.

넷째, 환자를 함부로 대하는 의사.

의사라는 직업은 다양한 케이스의 환자들을 평생 대면해야 하는 일이다 보니 다른 사람을 무시하는 태도를 가지는 경우가 있다. 환자도 소비자의 권리를 주장하는 시대라 고객으로 생각하고 항상 최선을 다하는 의사를 선정해야 한다.

다섯째, 성도착증을 확인하라.

꼭 성범죄 경력을 조사한다. 수많은 환자들을 대하는 직업이기 때문에
문제가 되면 치명적이다. 입소문이 무섭기 때문에 성적으로 문제가 있
는 의사는 되도록 피하는 것이 좋다.

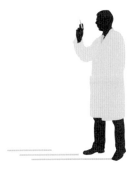

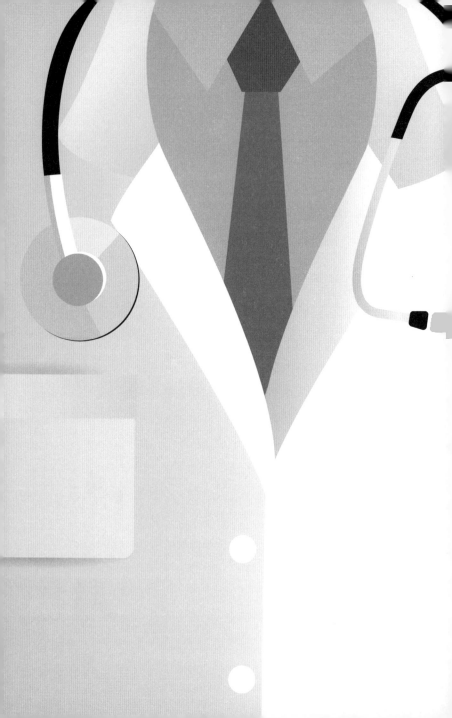

3장

의사 취업 중매자

스콧 보라스를 통해
박찬호와 류현진 선수는 대박이 났다.
성과 보수 아끼다가는 제값을 받지 못한다.
에이전트는 고도의 협상 능력으로
최고의 몸값으로 계약을 이끌어낸다.
유능한 에이전트 고용은
소개료보다 더 큰 수익을 가져다주는 것이다.
약은 약사에게 치료는 의사에게
그리고 취업은 전문 에이전트에게

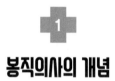

봉직의사의 개념

월급 받는 페이 닥터

봉직의사는 병원에서 직원처럼 봉급을 받으면서 일하는 의사를 뜻한다. 자기 병원을 차려 개업한 의사, 즉 개업의와 반대되는 표현이다.

의사와 같은 전문직은 전문의 수련 후 곧장 병원을 차려 개업을 하는 경우가 많았지만, 최근과 같은 경제 불황과 공급 과잉 시대에는 개업이 힘들어졌다. 그래서 병원과 기업 의료부서에 월급을 받는 봉직의로 일을 하는 것이다.

개업보다는 봉직이 대세

대학병원과 같은 대형 병원에는 대부분 봉직의사가 근무하고 있다. 기업 의료센터에도 봉직의사가 있으며, 보건소에 일하는 공중위생의사들도 대부분 봉직의사라고 할 수 있다. 또 최근에는 근로복지공단과 보험사 판정팀에도 봉직의사를 많이 뽑고 있다.

개업과 봉직 둘 다 장단점이 있지만, 최근 추세는 봉직의사로 몇 년 근무하며 운영과 기술을 배운 후 나중에 독립하여 개원하는 경우가 많다. 물론, 능력이 있고 지원을 많이 받는 경우에는 곧바로 개원하는 경우도 있다.

최근에는 병원 일자리도 부족해서 봉직의사를 뽑는 경쟁률도 높은 편이다. 예전처럼 몸값이 부르는 대로 정해지는 것이 아니라 시장경제 원리에 따라 봉직 급여가 주어진다.

2

봉직의가 가져야 할 소양들

봉직의사들에게 요구되는 소양

병원에 취직하기 위해서는 술기에 대한 소개와 경력, 그리고 이력서와 면접을 통과해야 한다. 이러한 과정에서 원하는 자리에 취직하기 위해서는 병원이 요구하는 충분한 수준의 소양을 갖추어야 한다.

하지만 대부분 봉직의사들은 술기 개발에만 전념해왔기 때문에 이러한 소양이 부족할뿐더러 제대로 이해를 하고 있지 않다. 그래서 구인하는 병원과 눈높이 차이가 발생하게 되어 취업에 애로가 많다.

필자는 오랫동안 의사헤드헌팅 업무를 수행해오면서, 병원에서 요구하는 소양을 제대로 파악하여 구인 회원들에게 소개하고 있다.

취업 코디네이터인 헤드헌터

사회 초년 의사들은 물론 경력 의사들도 항상 전직을 고려하고 있다. 대다수 의사들이 자신의 커리어에 변화를 생각하면 그전에 먼저 주변에 친구나 선·후배들에게 물어보는 것이 보편화되어 있다.

무엇보다 전직과 커리어에 변화를 꾀하자면 아무래도 전문가들의 조언이 좋다. 주변 친구 선후배들은 전직의 전문가는 아니니 본인이 본 정도에서의 조언이 될 뿐이다. 그래서 평소에 잡 컨설턴트와 헤드헌터와 같이 자신과 편하게 이야기할 수 있는 커리어 전문가를 곁에 두는 것이 도움이 된다.

처음에는 헤드헌터의 다소 낯선 전화에 당혹스러울 수 있다. 갑작스러운 연락에 주춤해지고 당황할 수 있지만, 어쩌면 그 한 통의 헤드헌터의 전화통화를 통해서 더 나은 인생의 전환점 또는 나은 직장의 구직이 연결되는 경우가 많다.

그래서 당장은 전직을 하지 않더라도, 또는 현재의 개원을 계속해 가더라도 헤드헌터와의 관계를 통하여 앞으로의 커리어에 대한 준비를 체계적으로 하면 좋다. 이는 비용이 들지 않는다. 전직 연결, 커리어 상담, 연봉상담 등 구직자에게는 무료이기 때문이다.

취업은 전문가에게 맡겨라

필자가 운영하고 있는 초빙닷컴의 헤드헌터들은 봉직의사에
대한 연봉협상 부분, 세금 부분, 근로 계약 부분, 노무 관계,
화이트리스트 구인처, 비밀 보장 등의 총체적인 취업과 전직의
전문가로 활동하고 있다.

재산의 재테크를 위해서는 재정 컨설턴트 투자자문가 등의
조언자가 있듯이, 성공적이고 안정적인 봉직자리와 향후 개원
까지는 초빙닷컴의 헤드헌터가 신뢰의 자문과 조언을 아끼지
않기에 항상 곁에 두면 취업에 필요한 소양을 무료로 쌓을 수
있다.

의사 면접의 중요성

인재를 구하는 중요한 절차인 면접

만족하는 인재를 구하기 위해서 상당히 중요한 부분은 면접이다. 인재를 만나도 그 가치를 알지 못하면 나중에 후회해도 소용이 없다.

이러한 부분은 가까운 주변에서 많이 볼 수 있는데, 우리 병원에서 면접 본 지원자가 경쟁 병원에서 핵심인재로 거듭나고 있는 현상을 간혹 볼 수 있다.

단시간의 면접은 어느 한 사람을 판단하기에는 정말 짧은 시간이지만, 그 한정된 시간 내에 인재를 알아보는 눈이 필요하다. 행여 그러한 능력이 없다면 주변에 다른 사람을 통해서라도 습득해야 할 것이다.

필자가 헤드헌터로 오래 일하며 쌓은 노하우를 소개한다.

면접할 때 체크해야 할 사항

우선 면접 시 지원자가 정확히 눈을 응시하는지가 중요하다. 처음 만나는 상대방의 눈을 응시한다는 것은 자신감과 의지의 기본적인 표현이 될 수 있다. 나약하고 자신감이 없는 사람은 언제나 바닥을 응시하며 목소리에도 자신이 없다.

일반 기업의 조직생활과 마찬가지로 자신 있게 환자를 대할 수 있는 의사가 필요하다. 그런 면에서 첫 대면에서 가장 필요한 것이 눈으로 대면하는 것이다.

다음으로는 면접에 응하는 태도다. 태도는 면접자의 전체적인 분위기 외에 목소리와 자세를 충분히 관찰해야 한다. 면접자의 목소리가 너무 작아서 들리지 않거나 거북한 어투의 경우는 경계해야 한다. 면접자인 내가 듣기에 거북할 경우라면 병원을 방문한 환자의 경우엔 당연히 불편해 할 수 있다. 병원에 오는 환자에게 가장 먼저 다가서는 것이 바로 태도인 것이다.

면접할 때는 다방면으로 봐야 한다

더불어 면접 시 자세도 중요하다. 행여나 면접 시 걸려오는 핸드폰의 벨 소리, 게다가 핸드폰을 통화하고 있다거나 꼬고 앉은 다리, 껌을 씹고 있다든지, 반말 비슷한 말투는 기본적인 자세에서 점수를 주기 어렵다.

새로 뽑는 직원의 경우 그에게 맡겨지는 직무 외에 기존 직원들과의 화합과 업무분담이 적절해야 한다. 행여나 업무에 대한 중요도가 뒤바뀔 경우 직원들은 오너에게 직접적으로 얘기하지 않는 경향이 있다. 굳이 자신들이 나름의 행동을 통해서 새로운 인재를 경계하는 경우가 있다. 이런 경우가 되면 오히려 인재를 활용하지 못하게 된다.

면접 시 더 명심해야 할 부분

모든 부분에 대해서 신경을 쓸 수는 없지만, 지위의 고하와 업무의 분담에 대해서는 면접 시 충분한 설명을 해서 인지해주어야 한다. 새로운 직원이 충원될 경우에 그렇게 된 이유에 대해서 기존 직원과의 화합과 대화를 통해서 충분한 공감을 끌어내야 할 것이다.

무엇보다도 인재를 고르기 위해서는 우리 병원에 대한 준비도 필요하다. 내가 필요로 하는 인재는 준비된 병원에 맞게 나타날 수 있다. 다시 말해서, 병원의 환경과 상태에 대해서 충분히 인지하고 그에 상응하는 인재가 나타나기를 기대해야 한다.

면접은 상호 간에 서로를 판단하고 검토하는 것이다. 면접자와 면접관 사이에 공감대가 형성되고 서로 간에 신뢰가 바탕이 되어야 한다. 그 바탕 위에 서로의 조건이 맞고 서로의 목표가 맞아야 일을 시작할 수 있다. 이러한 부분이 장기적인 병원의 직원 컨트롤에도 충분히 필요할 것이다.

구직 선호 1순위 병원의 꿀 자리

군대 땡 보직

군대에 갔다 온 사람이라면 누구나 편한 부서에서 복무하고 싶어 한다. 말 그대로 땡 보직을 원하는 것이다. 군인들 선호 1순위 보직으로, 이 좋은 자리는 아무에게나 주어지지 않는다. 친분이 있어야 하고, 줄을 잘 서야 하고, 또한 운이 좋아야 한다.

병원에도 땡 보직인 꿀 자리

병원에도 군대의 땡 보직 같은 곳이 있다. 바로 꿀 자리라고 하는 곳으로, 아는 사람들이 별로 없지만 존재하고 있다.

같은 연봉을 받고도 병원에서는 이른바 꿀 자리라는 곳이 있는데, 구직을 원하는 의사들은 이러한 정보를 잘 알지 못한다. 이 꿀 자리는 알음알음으로 전해지는 곳으로, 누구나 가고 싶어 하지만 아무나 가지 못한다. 그래서 구직과 이직 시 병원 꿀 자리를 찾기 위한 쟁탈전이 벌어지고 있다.

연봉은 높지만 편한 자리

구직 1순위가 바로 연봉이다. 경제적으로 원하는 조건에 맞아야 한다. 그다음에는 편하고 덜 힘든 자리다. 병원을 잘 찾아보면 이러한 꿀 자리가 존재한다.

이러한 꿀 자리는 쉽게 생기지 않는다. 계속 머무르려고 하므로 공백이 적다. 설사 공백이 있다고 하더라도 경쟁률이 매우 높다.

덜 힘들고 덜 신경 쓰이는 자리

같은 연봉이라면 덜 힘들고 신경이 덜 쓰이는 곳이 꿀 자리다. 꼭 3D 현상은 아니지만, 의사라는 직업도 3D 전공은 피한다. 어렵고, 힘들고, 더러운 자리는 누구도 가고 싶지 않다. 아무리 연봉이 높아도 최근 구직자들은 이러한 3D 전공을 피한다.

저녁이 있는 삶

봉직의사는 언제 환자가 들이닥칠지 모르기 때문에 항상 긴장해야 하고 야간에도 환자 상태를 체크해야 한다. 그래서 의사들이 도로 병원에서 병을 얻는 경우가 많다.

다른 직업과 마찬가지로 최근 구직 의사들은 정시에 퇴근하는 저녁이 있는 삶을 꿈꾼다. 이러한 선호 현상은 최근 구직 트렌드에도 그대로 반영되고 있다. 연봉이 조금 적어도 일찍 퇴근하며 여가를 즐기는 저녁이 있는 삶을 원하는 것이다. 이러한 꿀 자리가 존재하기 때문에 찾기만 하면 된다.

이제 꿀 자리에서 꽃길만 가자

인터넷으로 의사 구인·구직을 하는 경우에는 이러한 꿀 자리를 알 방법이 없다. 형식적인 면접에 형식적인 파악으로는 병원에 대한 제대로 된 실상을 알기 어렵다.

필자는 오랫동안 의사헤드헌팅 업무를 수행하면서 소위 병원의 꿀 자리라는 것이 다 파악이 되어 있다. 이러한 정보를 회원들에게 제공하고 있으며 만족도가 높은 편이다.

예전처럼 온몸을 던져 환자를 치료하는 시대는 사실상 지났다. 자기 업무 만족도가 높으며 자기 건강을 챙기고 자기계발을 할 수 있는 자리를 대부분 구직자가 원하는 것이다. 이러한 정

보를 잘 알고 있는 초빙닷컴의 헤드헌터들과 잘 상의해서, 이제
꿀 자리에서 꽃길만 가며 단꿈을 꾸기로 하자.

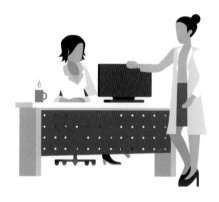

근로계약서는 필수 시대

구멍가게에서도 쓰는 근로계약서

최근 정부의 근로 기준 강화로 1명 이상 고용하는 사업체는 무조건 근로계약서를 쓰게 되어 있다. 만약 이것이 지켜지지 않으면 사업주는 처벌을 받으며, 근로자도 나중에 불이익을 받는 경우가 많다.

편의점과 같은 작은 사업체도 근로계약서를 쓰는데, 병원에 취업하는 봉직의사들은 이것을 잘 모르는 경우가 많다. 귀찮아서 별일 없겠지, 알아서 해주겠지 하는 마음으로 근로계약서를 쓰지 않는다면 나중에 피해는 고스란히 근로자인 봉직의사한테 돌아온다.

고용 약자를 보호하는 근로계약서

근로계약서는 고용 약자인 근로자한테 무조건 유리하게 되어 있다. 병원은 기업이며 병원장은 사업가다. 그만큼 모든 것을 비즈니스로 생각하고 있다. 이런 상황에서 아무것도 모르고 사회에 처음 진출하는 신참 봉직의의 경우에는 근로계약서의 중요성을 간과하는 경우가 많다. 나중에 피해를 보고 나서야 아차 하지만, 그때는 근로계약서와 같은 상호 서면자료가 없기 때문에 제대로 된 보상을 받기가 어려울 수가 있다.

하지만 대부분 병원은 취업 시 근로계약서 이야기를 잘 하지 않는다. 이야기해도 그냥 구두상으로 하자는 경우가 많다. 왜냐하면, 자기들한테 불리하기 때문이다. 이 말은 근로계약서는 봉직의사한테는 유리하다는 것이다.

근로계약을 제대로 하지 않는 봉직의사들

의원급 의료기관에서 일하는 직원들 많은 수가 근로계약서조차 쓰지 않은 채 근무하는 경우가 많다. 특히, 연봉 등 급여도 그냥 결정해 통보하는 경우가 많아 개선이 필요하다고 보인다.

근로계약서를 작성하지 않다 보니 연봉협상도 주먹구구식으로 이뤄지는 경우가 많다. 휴일수당과 인센티브 등 각종 수당도 체계를 갖추지 못한 경우도 있다. 휴일수당의 경우 그냥 월급에

포함돼 나오는 것으로 생각하는 봉직의사들이 많다.

근로계약서 미작성 시 피해

대학병원급 의료기관이 아니면 인터넷으로 구인·구직하면서 근로계약서를 작성하지 않고 채용계약을 하는 경우가 많다. 대다수 원장들이 사업자라는 인식이 부족해 근로계약 등 노무적인 측면에 잘 모르는 경우가 많기 때문이다.

하지만 근로계약서는 상호 간의 권리를 보장해 주는 최소한의 안전핀이어서, 향후 발생할 수 있는 분쟁을 미연에 방지하는 측면에서도 근로자와 원장 모두 서로에게 근로계약서 작성을 요구할 필요가 있다.

현재 우리나라 근로기준법 17조에 따르면, 사용자는 근로계약을 체결할 때 임금과 근무시간, 휴일 등을 명시한 근로계약서를 교부하도록 정하고 있다. 취업하는 봉직의사들은 필히 단순하게라도 근로계약서를 쓰기를 권한다.

초빙닷컴 홈페이지에는 여러 종류의 근로계약서 양식을 무료로 제공하고 있다.

헤드헌터는 아무한테나 연락하지 않는다

적장의 머리를 베어오는 헤드헌터

헤드헌터는 말 그대로 전쟁에서 적장의 머리를 베어오는 임무를 수행하는 사람이다. 그만큼 싸움에서 승리할 수 있는 결정적인 역할을 하는 중요한 사람이다.

헤드헌터가 적진에 가서 졸병의 머리를 베어오지는 않는다. 고작 졸병 머리를 베기 위해 목숨을 걸고 위험한 도박을 하지 않는다. 가장 중요한 사람을 베어오거나 산 채로 잡아오는 역할을 하므로, 가장 용감하고 싸움에 능한 사람이 바로 헤드헌터다.

헤드헌터의 표적이 되자

필자는 의사 구인·구직 헤드헌터 일을 오래 해오면서 위와 같이 중요하지 않은 인재를 소개해준 적은 없다. 전부 내로라 하는 인재들이며 스타 의사들이다. 회원으로 가입을 받더라도 평범한 의사들은 그냥 리스트에만 올려둔다. 대신 실력이 있고 병원장들이 원하는 인재들은 필요할 때마다 연락해서 이직 의사를 물어보고 조건을 제시한다.

그래서 헤드헌터한테 연락을 받은 의사들은 나름대로 실력이 있으며 시장에서 수요가 많다는 뜻이다. 그만큼 소수의 선택받은 존재라는 것을 알아야 한다. 우리 헤드헌터들도 아무에게나 연락하지 않고, 사람을 보고 연락을 한다. 연락이 왔다는 것 자체가 그만큼 몸값을 인정받고 있다는 말이다.

헤드헌터는 목숨을 걸고 당신을 구한다

필자가 오랫동안 의사 구인·구직 헤드헌팅을 하면서 모아둔 리스트는 상상을 초월한다. 그냥 명단만 올려놓은 것이 아니라, 지원자별 능력과 성향, 그리고 장점과 스타일 등이 꼼꼼하게 정리되어 있다. 여기에 그 지원자를 평가하는 지인들의 조언과 같은 정성평가까지도 빠짐없이 정리되어 있기 때문에, 어떠한 병원에서 요구가 들어와도 곧바로 가장 적합한 인재를 소개해 줄 수 있는 준비가 되어 있는 것이다.

헤드헌터는 잘못 하면 자신이 사로잡혀 죽을 수 있기 때문에 철저하게 준비해서 소리소문없이 적진에 침투한다. 목숨을 걸고 작전을 수행하기 때문에 눈에 잘 띄지도 않는다.

병원에 근무하면서 이직을 원하는 봉직의사들은 이러한 헤드헌터를 믿고 본업에 충실히 하며 기다려야 한다. 그러다 보면 좋은 제안이 와서 원하는 자리로 이직할 수 있는 것이다.

이직을 원하고 있다는 비밀 조항은 헤드헌터들은 목숨 걸고 지킨다. 그래서 더 좋은 자리를 꿈꾸는 봉직의사들은 지금 당장 초빙닷컴의 헤드헌터를 찾아가라. 신뢰와 비밀 보장을 하며, 가장 원하는 좋은 자리로 당신을 초빙하여 안내할 것이다.

나도 메이저리거가 될 수 있다

스콧 보라스를 만나지 못했다면

메이저리거 박찬호와 류현진 선수가 만약 스콧 보라스와 같은 유능한 에이전트를 만나지 못했다면 어떻게 되었을까? 아마 평범한 한국 프로야구에서 활약하다가 은퇴했을 것이다.

그들은 더 큰 꿈을 실현하기 위해 모험을 했고, 최고의 몸값을 위해 몇 년 동안 노력을 했다. 부와 명예는 그다음에 따라오는 것이다. 가끔 메이저리그에 진출한 선수가 에이전트를 잘못 만나 미아가 되는 경우를 본다. 능력 없는 에이전트를 만났거나, 아니면 사기를 당했거나, 그렇지 않으면 에이전트 비용을 아끼기 위해 직접 협상을 했을 것이다.

헤드헌터에 대해 알고 싶은 것들

의사 구직구인에도 스콧 보라스와 같은 전문가들이 있다. 국내의 일반적인 이직과 전직 시장은 헤드헌팅이 보편화되어 있는 추세이다. 또한, 국내외제약사나 의료 관련 기업들에서 필요한 경력 인재의 기존의 헤드헌팅뿐만 아니라, 실제 의사들을 대상으로 하는 헤드헌팅이 증가하고 있다. 실력 있는 의사가 좋은 헤드헌터를 만나면 메이저리거와 같이 자신의 몸값을 제대로 인정받아 꿈을 이룰 수 있다. 하지만 대다수 봉직의사들은 헤드헌터에 대하여 잘 알지 못하고 간과하고 있다. 그리고 잘못 알고 있는 부분들도 많다.

우선, 헤드헌팅은 개인이 수수료를 부담하지 않는다. 개인적으로 요청한 특수조건의 포지션이 아니라면 개인의 헤드헌팅 대가는 무료다. 몇몇 의사 선생님은 자신들이 지급해야 할 부분을 먼저 문의하는데, 대체로 헤드헌팅의 대가는 의뢰한 병원이나 회사가 수수료를 책임지고 있다.

상당한 기간 검토와 평가를 통해 검증된 후보자를 추천한 후 일을 시작하게 되면, 초빙을 의뢰한 병원이나 회사는 평균 연봉의 5~15%선의 컨설팅비(Fee)를 지급한다. 따라서 포지션을 이동하고자 하는 의사는 개인적 부담을 생각하지 않아도 되며, 이러한 장점을 십분 이용하여 적극적인 자세로 이용해볼 필요가 있다.

헤드헌팅은 병원장급에만 국한되지 않는다. 의료계의 헤드헌팅 의뢰는 특별한 과의 스페셜 직급 외에도 점차 신입 또는 과장급 의뢰 위주의 서비스가 늘어나고 있다. 이는 어떠한 과의 어떠한 경험의 의사들도 충분히 헤드헌팅을 통해 구직 활동을 할 수 있다는 뜻이기도 하다.

당신도 메이저리거가 될 수 있다

실제로 헤드헌팅 회사에 문의한 많은 의사들이 원하는 조건으로 이직에 성공했다. 이유는 헤드헌팅 회사에서 일차적으로 평가하고 좋은 인재로 인식하기 때문이다. 그런 다음에 인재를 원하는 병원에 검증된 의사를 소개하기 때문에 성공 확률이 높은 것이다.

인터넷을 검색해서 혼자 찾아가서 이력서 내고 면접을 보는 것과는 차원이 다르다. 그래서 오랜 업력을 가지고 있는 헤드헌팅 회사는 여러 병원으로부터 신뢰를 얻기 때문에 병원은 지원자들은 믿지 않아도, 소개하고 추천하는 헤드헌팅 회사는 전적으로 믿는 경우가 많다.

이러한 헤드헌팅 회사의 도움을 받아 당신도 몸값을 높여보자. 그리고 원하는 병원에 좋은 조건으로 취직해서 병원계의 메이저리거인 스타 의사가 되어보자.

8
선진국의 헤드헌팅 시장

헤드헌팅이 정착된 선진국

선진 의료시스템이 확립되어 있는 미국과 일본 같은 선진국은 이미 의사 구인·구직은 90% 이상 헤드헌팅 회사를 통해 이루어진다. 말 그대로 전문가의 손에 의해 체계적으로 이루어지는 것이다. 약은 약사에게 치료는 의사에게, 그리고 취업은 전문가에게 맡기는 인식이 제대로 자리 잡혀 있는 것이다.

그에 비해서 우리나라는 어떠한가? 잡다한 사이버상에서 구인·구직을 원하는 경우가 많다. 수업 중에, 근무 중에, 그리고 환자 치료 중에 인터넷이나 스마트폰을 클릭하며 구직 자리를 찾는다. 본 업무가 제대로 이루어질 리가 없다. 업무 능률도 당연히 떨어지고 주위의 이목에 신경이 쓰인다. 마음은 콩밭에 가 있으니 일이 손에 잡히지 않는다.

헤드헌팅은 장점이 더 많다

하지만 헤드헌팅 회사에 맡기게 되면 이러한 부작용은 사라진다.

헤드헌팅 회사는 지원자의 이력을 꼼꼼히 살려서 최적의 조건을 찾는다. 그리고 어필할 수 있는 장점을 찾아 포장한다. 비밀 보장을 하며 본업에 충실하도록 조언한다. 그리고 언제든지 연락이 갈 수 있으므로 항상 마음의 준비를 하고 있으라고 조언한다.

근무하면서도 눈치를 보지 않고 본업에 임할 수 있다.

선진국에서 헤드헌터를 찾는 이유

선진국도 인터넷 환경이 발달했지만, 의사와 같은 인정받는 직업의 구인·구직만큼은 오프라인 헤드헌팅 회사를 통한다. 쉽고 편한 것보다 정확하고 확실하게 하기 위해서이다. 인터넷을 통해 어중이떠중이가 몰리는 것이 아니라, 확실한 인재들만 골라서 소개해 준다.

의료서비스 수준이 높은 선진국에서는 이러한 시스템이 일찍

부터 자리를 잡았다. 의사처럼 귀한 직업과 자리는 함부로 뽑지 않는다. 쉽게 뽑는 만큼 금방 그만두는 경우를 누구보다 잘 알기 때문이다. 그래서 시간이 걸리더라도 신중하고 확실하게 초빙한다. 그래야 오래 근무하고 기대한 만큼 원하는 성과를 보여주기 때문이다.

헤드헌팅 회사에 등록하는 것은 그만큼 준비가 필요하고 진지한 준비가 되어 있다는 것이다. 아무 곳에나 지원하지 않고 아무 사람이나 뽑지 않는다는 것이다.

인사는 만사이기 때문에 인재 한 명을 초빙할 때도 고민을 하고 신중을 기한다. 그래서 한번 초빙한 인재는 쉽게 그만두지 않고 그 병원과 오랫동안 동고동락을 한다. 그래서 의료선진국에서는 90% 이상이 헤드헌터를 통해서 구인·구직을 하는 것이다.

기다리면 행운이 온다

어느 날 휴대전화가 울린다.

"김 선생님이시죠? 좋은 병원에서 귀하를 꼭 한번 보고 싶어 하시는데 시간이 되시겠습니까? 저희가 일정을 잡아드릴 테니 함께 좋은 방안을 모색해보시죠."

헤드헌팅 기업을 잘 골라라

헤드헌팅 회사가 생겨나지만

선진국처럼 우리나라도 의사 구인·구직 헤드헌팅 시스템이 자리가 잡히면서 장점과 함께 여러 문제점이 생겨나고 있다. 아직 완전히 자리가 잡히지 못한 과도기로 생각하면 되겠지만, 정작 피해를 보는 당사자는 심각할 수밖에 없다.

제대로 준비가 되지 못한 헤드헌팅 회사들이 우후죽순 생겨나고 있지만, 시장에서 인정을 받는 헤드헌팅 회사는 극히 소수이다. 그래서 구인·구직 희망자들은 헤드헌팅 회사를 선택할 때도 잘 골라야 한다.

잘못된 결정으로 인한 피해

잘못된 헤드헌팅 회사를 선택하게 되면 여러 문제점이 발생한다.

우선 제대로 된 평가와 자료가 없는 회사는 인재와 병원을 제대로 매칭을 시켜주지 못한다. 그래서 적절한 대우를 받지 못해 구직자가 금방 그만두는 경우가 많다.

또 병원을 제대로 파악하지 못해 문제가 있는 자리에 소개를 해주는 과오를 범할 수 있다. 그래서 임금 체납이 발생하게 되어 제대로 보수도 받지 못한 채 쫓겨나다시피 하는 경우도 많이 발생한다.

엉뚱하게도 전혀 다른 진료과목을 추천하거나, 2~3개월 단위로 소개한 의사로 돌려막기를 하는 경우도 있는데, 이러한 경우는 헤드헌팅 업체의 미숙한 일 처리가 원인이라고 할 수 있다. 그런 유사업체들은 무조건 소개만 해주고 수수료만 받으려고 하므로 제대로 된 일 처리를 하지 않는다.

첫 단추가 중요하다

그래서 특히 사회에 처음 진출하는 봉직의사들의 경우에는 처음부터 제대로 된 헤드헌팅 회사를 선택해야 한다. 그렇지 않으면 처음부터 쓴잔을 마시고 향후 일을 하는 데 지속적으로 악영향을 미칠 수 있기 때문이다.

그래서 제대로 된 회사를 통해 정확하고 진지하게 소개를 받아 첫 커리어를 잘 쌓아야 한다. 그만큼 첫 직장이 중요한 것이다. 처음부터 제대로 된 자리에 자리를 잡게 되면 향후 의사 일을 하는데도 쉽고 도움이 많이 된다.

헤드헌터도 급이 다르다

헤드헌팅 회사를 선택할 때 가장 중요하게 생각해야 할 부분은 바로 역사와 전통이다. 오랫동안 존재한다는 것은 그만큼 이 바닥에서 인정을 받은 것이다. 입소문이 무섭기 때문에 제대로 된 구인·구직이 이루어지지 않으면 금세 소문이 나서 버티기 힘들다.

그리고 주변에 괜찮은 헤드헌팅 회사를 물어보라. 대부분 이구동성으로 일등기업 초빙닷컴을 추천할 것이다. 일등은 달리 일등이 아니다. 모든 면에서 후발주자의 추월을 허용하지 않는다. 그만큼 신뢰감 있게 성장해온 것이다.

유사업체가 우후죽순 생겨나고 있지만, 얼마 지나지 않아 대부분 문을 닫는다. 고객인 의사들이 먼저 알고 외면을 하기 때문이다. 시장에서 살아남기 위해서는 경쟁 우위가 있어야 한다.

최고의 헤드헌팅 회사는 나름대로 무기가 있다. 오랜 경험과 노하우, 그리고 다양한 빅데이터로 무장해 있다. 연륜과 신용을 바탕으로 획기적인 시스템을 갖추고 인재풀을 확보해 놓고 있다. 시장에서 검증을 받았기 때문에 피해를 당할 확률이 거의 없다.

잘 고른 헤드헌터가 당신을 최고의 의사로 만든다.

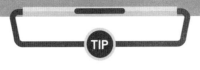

의사 면접 질문 리스트

- 출퇴근 거리 정도나 소요시간은 어느 정도인가요?

- 평소에 건강은 어떻게 관리하나요?

- 면허증이나 자격증은 언제 취득했나요?

- 우리 병원 외에 다른 병원 지원한 적 있나요? 그곳은 어떻던가요?

- 직장생활에서 가장 중요시되는 것은 무엇인가요?

- 우리 병원에 입사하면 개인적으로 어떤 목표를 가지고 있나요?

- 예상치 못한 야근이 생긴다면 어떻게 생각하나요?

- 업무의 과정과 일의 결과 중 어떤 것이 중요하다고 생각하나요?

- 리더십을 발휘해 본 적이 있나요? 어떤 경우에 그런 경우가 있었는
  지 얘기해주세요

- 최근 의료계의 이슈나 트렌드를 알고 있나요? 설명해주세요

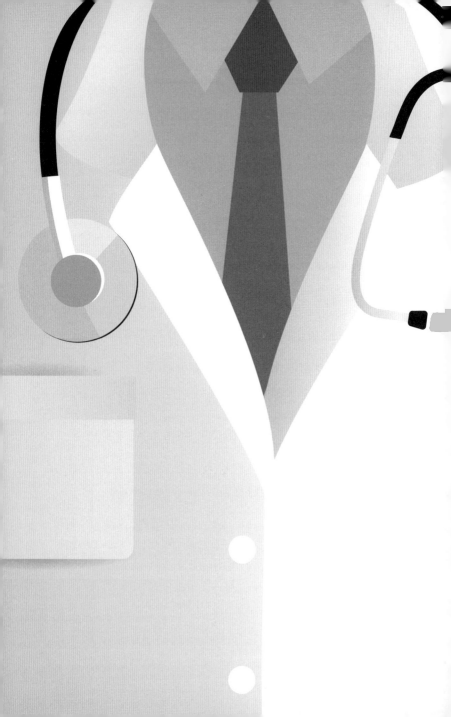

4장

초빙닷컴 소개

의사는 구하는 것이 아니라 초빙한다고 한다.
그만큼 예를 갖추어 모시는 것이다.
당신이 의사라면
이름만 부른다고 갈 것인가 아님
레드카펫이 깔린 꽃길을 걸을 것인가?
의사 구인·구직 헤드헌팅 국내 최초
그리고 지금은 국내 최고의 회사
초빙닷컴으로 귀하를 귀하게 모신다.

의사헤드헌팅 소개절차 및 장점

**초빙닷컴은 보건의료계 전반에 걸쳐
검증된 의사를 연계하여 귀사의 발전을 지원하고 있습니다**

초빙닷컴은 국내최다의 전문 컨설틴트를 보유한 고용노동부 서울 강남지청(해외 유료직업소개사업)과 서울특별시 강남구청(국내 유료직업소개사업)에서 인허가를 득한 헤드헌팅 기업입니다. 기존의 신뢰를 바탕으로 전문의사 인적자원을 구축하여 명실상부한 국내 최고의 의사 전문 헤드헌팅&컨설팅 기업으로 거듭나고 있습니다. 초빙닷컴은 의사초빙을 필요로 하는 귀사에 꼭 필요한 정보를 제공하고 최선의 조언자가 되어 더 나은 병원 운영에 도움이 되도록 노력하고 있습니다.

가장 빠른   대량의   가장 높은   모든 전공의   밀도 높은
추천률   데이터베이스   석세스률   진행 성사율   전국 네트워크

귀사의 의뢰를 받는 경우에 아래의 순서와 같이 진행됩니다.
초빙의뢰부터 결정까지는 약 2개월의 기간을 두고 진행됩니다.

초빙의 특수성에 따라 초빙 기간의 변동이 있을 수 있습니다.
의뢰의 계약, 써치 및 근로조건의 협의 그리고 전직의 시간이
소요됩니다.

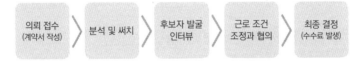

장 점

- **핵심에 집중** 본연의 경영에 핵심업무를 집중하여 진료과목이 강화
  됩니다.
- **비밀리 진행** 비밀 진행을 기반으로 공공연한 소문을 피할 수 있습
  니다.
- **검증된 인재** 전문 컨설턴트를 통한 검증된 인재를 확보하여 안심
  하고 고용이 가능합니다.

- **비용 절감** 채용 광고 및 채용에 소요되는 비용이 절감됩니다.
- **시간 절약** 계획된 써치에 따라 초빙의 시간이 절약됩니다.

초빙닷컴의 주요프로젝트 사례

대기업 P사 의사헤드헌팅	대기업 H사 의사헤드헌팅	대기업 D사 의사헤드헌팅
제약사 G사 의사헤드헌팅	제약사 C사 의사헤드헌팅	제약사 O사 의사헤드헌팅
제약사 H사 의사헤드헌팅	글로벌 G사 의사헤드헌팅	바이오 I사 의사헤드헌팅
국제구호기관 S사 의사헤드헌팅	C의료원 의사헤드헌팅	B 시립병원 의사헤드헌팅
M 시립병원 의사헤드헌팅	종합병원 다수의 의사헤드헌팅	전문병원 다수의 의사헤드헌팅
요양병원 다수의 의사헤드헌팅	정신병원 다수의 의사헤드헌팅	병원 다수의 의사헤드헌팅
의원 다수의 의사헤드헌팅	강남소재 유명성형외과 의사헤드헌팅	국제병원 다수의 의사헤드헌팅
근로복지공단 전국 산재병원 의사헤드헌팅		사우디아라비아 K종합병원 간호사헤드헌팅

초빙닷컴 무료상담: (02) 6747-4005
홈페이지: www.chobing.com

초빙닷컴을 소개합니다

2003년 설립, 국내최초 국내최고 국내최대

아직도 인터넷으로 초빙하십니까?

아직도 이력서를 들고 월급 얼마 달라 구직하십니까?

자신의 몸값을 정확히 측정하고 그에 맞는 대우를 전문가에게 의뢰하십시오. 의사는 진료 현장의 핵심 중의 핵심입니다. 모든 시작은 의사입니다.

초빙닷컴은 보건의료 인재분야 특히 의사들의 구인과 구직을 위하여 국내 최초로 2003년에 설립되었습니다. 병원과 의료 분야 현업에서 활동 중인 경영컨설턴트, 헤드헌터, 전문의사, 변호사 등 임직원들로 구성된 초빙닷컴은 국내최대의 50명의 의사전문 헤드헌팅, 의사전문 리서치팀으로 네트워크를 구성하여 의사헤드헌팅 서비스를 제공하고 있습니다.

전공분야별 철저한 헤드헌터 교육과정을 마스터한 전문가로 구성된 초빙닷컴의 임직원들은 국내 최초, 국내 최고의 의사헤드헌팅 문화를 만들고 있습니다.

이들이 만들어 낸 의사헤드헌팅 실력은 전문 의사의 스카우트에 최고의 '추천성공률'과 '후보자 적중률'을 이뤄냈습니다. 무엇보다 검증된 인재를 적소에 근로하도록 제안하는 초빙닷컴의 매칭 시스템인 RCS(레퍼런스 체크시스템)는 20년 이상의 노하우를 활용하여 자체 제작된 매칭시스템으로서 검증과 보안 및 적시에 인재추천의 최고의 성과를 이룩하고 있습니다.

봉필개선(봉직 필수 개원 선택)시대, 초빙닷컴을 통해 의사헤드헌팅의 높은 퀄리티의 프리미엄 서비스를 경험해보십시오.

초빙닷컴 조철흔 대표 인터뷰

발로 뛰어 의사헤드헌팅

의사 수가 역대 최대 수를 갱신하고 매년 3,500여 명이 신규 배출되는 시대, 의사라면 병원에서 '제꺼덕' 모셔갈 것 같지만 알고 보면 그렇지도 않다. 반면, 병원은 마음에 드는 의사를 구하기 쉽지 않아 애를 먹는다.

그 틈새에서 빛을 발하는 국내 유일의 의사 전문 헤드헌터들이 있다. 조철흔 대표가 이끄는 초빙닷컴은 현재 전국 1만여 개 병원을 상대로 의사들을 취업시키고 있으며, 병원 설립과 양도양수 컨설팅, 병(의)원 직원 인재 세팅까지 영역을 확장하고 있다.

수십 명의 헤드헌터들과 함께 발로 뛰며 병원과 의사의 가교 구실을 하는 조 대표를 만났다.

의사 전문 헤드헌팅이란 분야가 생소한데?

"2003년 초빙닷컴을 개업했을 때만 해도, '헤드헌팅이 굳이 병원에 필요한가?'라고 의문을 갖는 분위기가 강했다. 의사들은 알음알음, 지인의 소개를 통해 혹은 인터넷 채용공고를 통해 직장을 잡는 경우가 많기 때문이다.

그러나 병원이 정확하게 원하는 의사를 구하기란 보통 어려운 일이 아니다. 초빙닷컴은 의사와 병원 양측이 서로 만족스럽게 연결되도록 한다. 개업이 아니라 큰 병원의 수장으로 가고 싶어 하는 의사, 정년퇴직 후 병원장급으로 다시 일하려는 의사 등도 헤드헌팅을 요청한다."

병원 측이 초빙닷컴의 헤드헌팅을 신뢰할 수 있는 근거는?

"책상에 앉아서 후보자(병원에 취업하려는 의사)를 조사하지 않는다. 대표를 포함해 전원이 전국을 돌며 의사와 병원을 끊임없이 만난다. 후보자가 정말로 병원에 추천해줄 만한 사람인지를 면밀하게 검토한다.

실력은 뛰어난데 좋지 않은 매너가 있다거나 환자들에게 불성실하게 하는 등 의사답지 않은 의사도 많다. 프로야구에서 외국 스카우터가 한국 선수들을 장기간 지켜보며 평가하는 방식과 마찬가지다."

전국으로 다니려면 시간이 부족하지 않은가?

"일주일 중 서울에 있는 시간은 이틀 정도에 불과하다. 6개월이라면 후보자와 10번은 만나게 된다. 사전 인터뷰 시간에 많은 공을 들인다."

헤드헌팅 때 가장 중시하는 것은?

"진실이다. 후보자를 막연하게 포장해서 병원에 소개하지 않는다. 제 집안에 친척들을 포함해 의사가 여럿 있다. 다 합치면 종합병원을 세울 수 있을 정도다. 어릴 적부터 그런 환경에서 자라 의사들을 많이 봤다.

처음에 이 사업을 시작할 때 이득을 추구하기보다 의사들이 질 좋은 근로환경에서 지낼 수 있도록 하는 것이 목표였다. 의사가 환자에게 최선을 다할 수 있게 해주어야 병원이 발전하고 개인이 업적을 쌓을 수 있다."

헤드헌터 운영 방식은?

"성과 위주의 보상체계를 갖추고 있다. 인터뷰 정보는 구성원들이 철저하게 공유한다. 의료를 몰라도 병원이나 의사의 이야기를 귀담아들어 줄 수 있는 인품을 가진 사람이 우리 회사의 헤드헌터로 더 적합하다."

의사 전문 헤드헌팅의 미래는?

"향후 200명의 헤드헌터 회사로 성장하는 꿈을 갖고 있다. 우리나라의 수준 높은 의사들을 해외로 수출하고 싶다. 영역을 중국이나 동남아 및 중동 등지까지 넓혀 그곳에서 활동하고 싶어 하는 의사들을 보내도록 하겠다."

초빙닷컴이 걸어온 길

초빙닷컴 기업 연혁

2018~ 국내 의사헤드헌팅 전국광역 네트워크망 구축
현재
해외취업(의사&간호사헤드헌팅)

사우디아라비아, 중동지역 및 중국, 동남아지역 구축

2020 대한민국 하이스트 브랜드 헤드헌팅 부문 1위에 선정(업계 최초)

보건 의료 인재(간호사 및 병원 근로 직원) 원스톱 채용시스템 구축

2017년 KS Q ISO 9001 국제품질경영시스템 의사헤드헌팅 분야 인증

획득(업계 최초)

대한민국보건산업대상 최우수통합브랜드대상 수상(2012년에 이

어 6회 연속 수상)

봉직의사 구인 · 구직 가이드북 제작 배포

2016년 대한민국보건산업대상 컨설팅대상 수상(2012년 이어 5회 연속)

해외취업(사우디아라비아 및 중동지역) 연계사업

제주소재 종합병원내 간호사 100명 채용대행사업

초빙닷컴 홈페이지 (PC, 모바일) 리뉴얼 오픈

2015년 대한민국보건산업대상 컨설팅대상 수상(2012년 이어 4회 연속)

경기도 ○○요양병원 등 요양병원 및 정신병원 설립 기획 프로젝트사업 수행

해외취업 전문 웹사이트 오픈: chobing.net

국내 최초 의사 간호사 고용노동부 인허가 해외취업등록기관

(인허가번호: F1200320150003호)

2014년 상호변경 (주)초빙

의사협회 신문 지면에 초빙 광고 게재

대한민국보건산업대상 컨설팅대상 수상(2012년 이어 3회 연속)

초빙닷컴 홈페이지 리뉴얼 오픈

해외취업(중국 및 동남아지역) 연계사업

2013년 근로복지공단 : 전국 산재병원에 적기의 의사수급 지원으로 최우수기업 감사패 수상

데이터베이스 그룹웨어 업데이트

국내 최초로 간호사 분야 채용대행 사업 시작

의료IT융합 세미나(SETEC) 후원사

2012년 대한민국보건산업대상 의사헤드헌팅 브랜드대상 수상

신규 요양병원에 의사&간호사 오픈 멤버 세트업 수행

2011년 보건산업최고경영자회의 의료분과

닥플 의사직업소개 섹션 진행

전문헤드헌팅 인가 서울특별시 제2011-3220163-14-5-00014호

2010년 주식회사 법인으로 전환

직업정보제공사업 허가 서울 제2010-21호

월간개원 의료칼럼 주관

2009년 대구광역지사, 부산광역지사 오픈

덴탈포커스 제휴

2008년 의사 커뮤니티 아임닥터 의사연봉컨설팅, 취업칼럼리스트

서비스사이언스포럼 회원

메디잡 제휴

2007년 데일리메디 제휴

메디포뉴스 제휴

아라컨설팅 메디컬MBA 제휴

2006년 중소병원 경영컨설팅

대기업, 외국계제약사 메디컬닥터 초빙 진행

사이언스엠디 제휴

2005년 잡코리아 선정: 이달의 헤드헌팅사에 선정

청년의사신문: 청년 의사가 만난 사람 조철흔 대표 인터뷰

의사 커뮤니티 닥터플라자 의사직업상담사, 취업칼럼리스트

2004년 이코노미스트지 선정: 국내 헤드헌팅 상위 50개 기업 중 의사헤

드헌팅 분야 1위

메디컬잡 제휴

2003년 국내최초 의사전문 헤드헌팅 기업 설립

유료직업소개사업 인허가: 서울특별시 종로-유-2003-29호

초빙닷컴에 대하여 알고 싶은 것들

초빙닷컴은 어떤 서비스를 제공하는가?

　의사 전문 헤드헌팅 기업인 초빙닷컴은 의료기관의 채용 요구에 가장 잘 맞는 유관 경험과 자격을 가진 전문 인재를 소개합니다. 초빙닷컴의 컨설턴트는 대한민국의 국내 전국 포지션과 해외 글로벌 시장에서 진료하는 의사전문가를 소개합니다. 또한, 채용 및 구직에 관한 커리어 컨설팅 서비스를 제공합니다.

초빙닷컴의 서비스 수수료는 어떻게 되는가?

　초빙닷컴은 귀사가 성공적으로 인재를 채용한 후에만 인재

추천비 '수수료'를 청구합니다. 이와 같은 프로세스는 초빙닷컴의 서비스를 사용함에 귀사가 감수할 위험을 최소화하며, 의사전문 직업소개 기업으로서 오랜 성공을 입증하고 있습니다. 수수료 관련 문의사항이 있으면 저희 초빙닷컴으로 문의하셔서 의사전문 컨설턴트와 상담해주십시오.

초빙닷컴은 어떠한 차별화를 가지고 있는가?

2003년 국내 최초의 의사헤드헌팅 기업으로 설립된 이후, 초빙닷컴은 보건복지부, 건강보험심사평가원 후원의 대한민국 보건산업 10년 연속대상, 근로복지공단의 최우수기업, ISO 9001 국제품질경영시스템 인증획득 등의 다수 상을 받은 기업입니다. 전국에 사무소를 운영하면서 구축한 보건의료 네트워크를 기반으로 대량의 고객사와 지원자의 요구에 부합되도록 하고 있습니다.

이는 초빙닷컴이 대한민국에서 가장 규모가 크며 가장 신뢰받는 의사초빙 전문 기업이 될 수 있었던 비결입니다. 초빙닷컴의 컨설턴트는 직업상담, 직업지도, 직업설계 등의 강력한 직업 프로그램을 통하여 트레이닝 된 전문가들이며, 이중 의사, 변호사, 직업상담사, 경영지도사, HR컨설턴트, 2개 언어 구사의 컨설턴트 등 사회적으로 인정받은 전문자격증을 보유한 전문가들로 구성되어 있습니다.

초빙닷컴의 실적은 어떠한가?

초빙닷컴은 2003년 서울 강남 HQ(본사)를 설립한 후, 현재까지 전국 네트워크 광역사업 지사를 확대하여 보건의료시장 내 모든 전문 산업 분야 및 직무를 아우르게 되었습니다. 초빙닷컴은 국내 및 해외에 1만여 거래하는 클라이언트를 확보하고 매주간마다 후보자와 접촉하며 사전면접을 진행하고 있습니다. 다수의 병원 및 대기업과 장기적인 파트너십을 구축하였습니다. 초빙닷컴은 고용노동부와 서울특별시 강남구청에 유료직업소개사업의 헤드헌팅 허가를 받은 당당한 주식회사 법인기업입니다.

초빙닷컴의 컨설턴트는
전문가로서의 경력이 있거나 전문 교육을 받는가?

초빙닷컴의 컨설턴트는 모두 고도로 훈련되었고, 이 중 대다수는 담당 채용 분야의 전문가로 근무하였습니다. 또한, 모든 컨설턴트는 초빙닷컴의 조직화된 연수 프로그램을 통해 지속해서 역량을 개발합니다. 우리의 전문가적 컨설턴트들은 이를 통해 귀사에서 접할 수 있는 채용 요구에 대해 정확히 파악하고 만족하게 할 수 있도록 잘 준비되어 있습니다.

어떠한 유형의 후보자를 소개하나?

초빙닷컴은 모든 보건의료분야에 걸쳐, 시장 내 가장 역량이 뛰어나고 충분한 검증을 거친 후보자를 소개하고 있습니다. 귀사에 적임의 후보자를 파악하기 위해 다수의 검색 및 선정 절차를 활용하고 있습니다. 이를 위한 절차로 초빙닷컴은 대한민국 내 가장 방대하고 실시간 매칭이 실현되는 의료 전문가 데이터베이스를 자체 제작하여 사용하고 있습니다. 우리의 검증된 기법을 통해, 귀사의 직무 요건에 가장 잘 맞는 업무 역량을 지닌 최고의 후보자를 소개하고 있습니다.

초빙닷컴의 채용 서비스를 이용하려면 어떻게 시작해야 하나?

전화로 또는 온라인 문의(PC에서 또는 모바일에서)를 통해 연락하실 수 있습니다. 언제든 연락할 수 있습니다. 의뢰 접수는 초빙닷컴의 전문컨설턴트가 귀사의 채용 요구에 맞는 최적의 초빙 솔루션을 찾아 제시하기 위해 귀하에게 연락드립니다. 귀하의 연락처를 항상 열고 기다려주시기 바랍니다.

병·의원 개원컨설팅과 해외지원

병·의원 개원컨설팅

의사의 궁극적 목표와 욕심은 개원입니다.

초빙닷컴은 전문의사의 초빙 구직을 연계해온 국내 최대의 실적과 첨단 정보 보안시스템 데이터베이스를 바탕으로, 예비원장님들의 궁극적 목표의 실현을 도와드립니다.

초빙닷컴은 의료기관 형태를 기반으로 경영분석을 통해 경쟁력 측정을 하고 비밀리의 양도 양수를 지원합니다. 높은 퀄리티와 안정적인 양도물건은 인터넷에 공공연히 광고하지 않습니다.

현장의 분석과 연계 및 전문 컨설팅은 초빙닷컴의 전문 컨설턴트로만 진행됩니다.

병·의원 양도 양수 지원현황

- 전문 특화진료 분야 선정
- 부동산 분양 임대 독립채산제와 같은 입지 분석
- 신용 투자와 같은 자금 상담
- 온라인 오프라인 마케팅
- 글로벌 의료관광 해외환자 지원
- 의료장비 소개
- 법인화 진행
- 병원 전문 인테리어 소개
- 친절서비스 교육
- 간호사, 상담실장, 원무과 등 직원채용대행
- 의료전문 변호사, 세무사 현장파견
- 보건의료 HR 아웃소싱 및 파견 직원 대행
- 병원경영 지원기업 설립과 사업 전반 컨설팅
- 폐업정리 상담

간호사 및 보건행정인력 지원

수간호사, 일반간호사, 수술방 간호사, 병동 간호사, 3교대 간호사, 간호보조인력 등 인력에 대한 모집과 채용대행도 진행합니다. 별도의 어시스트 인력대행팀이 활동하며 토털 시스템을 지원합니다.

해외 의료인력 헤드헌팅: 초빙넷

www.chobing.net

초빙닷컴은 대한민국 전문의사의 해외 헤드헌팅을 대행하고 있습니다.

실제 면접을 통해 발굴된 후보자를 대상으로 모든 전공별 전문의사를 엄선하여 가장 적합하고 확실한 후보자를 제공하고 있습니다.

해외에서 대한민국 의사를 초빙하고자 할 경우, 초빙닷컴의 헤드헌팅 경로를 통해서 유능한 후보자를 모집할 수 있습니다. 더불어 초빙닷컴은 해외의료 인력에 가장 적합한 인재의 채용에 대하여 고객의 요구를 충족합니다.

해외 글로벌채용 경험이 풍부한 영어와 2개 언어가 유창한 전문 컨설턴트가 모집에서 채용까지의 전체적인 프로세스를 관리하고 있습니다.

또한, 글로벌 초빙닷컴의 대한민국 의사네트워크는 해외의 병원 또는 기업에서 대한민국 의사를 모집하고 싶은 경우, 국내의료기관이 해외에서 지점을 확장하고자 하는 경우에 후보자의 지원이 가능합니다.

초빙닷컴 전국지사

- 서울 수도권 사업본부 (chobing.com)
  서울 강남구 본사

- 부산 대구 경상 사업본부 (chobing.kr)
  부산광역지사, 대구광역지사, 울산지사

- 광주 전주 호남 사업본부 (chobing.co.kr)
  광주광역지사, 제주광역지사, 전주지사

- 해외 취업 사업본부 (chobing.net)
  사우디아라비아 제다

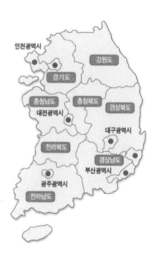

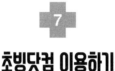

초빙닷컴 이용하기

홈페이지 회원가입

의사 구인·구직에 관심 있는 사람들은 초빙닷컴 홈페이지 www.chobing.com에 접속하여 누구나 무료로 회원으로 가입하여 초빙닷컴이 제공하는 수준 높은 서비스를 자유롭게 이용할 수 있습니다.

홈페이지 무료광고 등록

의사 구인·구직과 병원과 관련된 일체의 정보와 광고를 초빙 닷컴 홈페이지에 등록하여 공유할 수 있습니다.

초빙닷컴은 의사헤드헌팅에 대한 국내 모든 정보를 집약하여 헤드헌팅 관련하여 매칭 사이트를 지향하고 있습니다.

홈페이지 페이 정보 소개

전국의 네트워크망이 연결되어 사업하는 초빙닷컴은 채용스펙과 페이 수준에 대한 종합적 검토를 통해 진료에 능통한, 유능한 인재의 가치를 페이 수치로 매월 평가화하고 그 가치를 전공별 페이와 채용의 견해까지 제공하는 경험과 지식을 가지고 있습니다.

새로운 모습의 애뉴얼샐러리 페이 정보는 30여 개 이상의 의사 전공별 연봉 수준을 알아보고 최신 정보를 확인할 수 있습니다. 신뢰되는 석세스 페이를 기준으로 연봉 조사가 된 페이 정보는 믿을 수 있는 자료만 제공합니다. 페이 정보는 홈페이지(www.chobing.com)에서 무료로 제공됩니다.

초빙닷컴을 선택하는 이유

의사헤드헌팅 세계1위

2003년 국내 최초로 의사 구인·구직 헤드헌팅 기업으로 출발해서, 지금까지도 국내 최고의 실적을 자랑하고 있습니다.

경험과 노하우가 중요하다

경험과 노하우는 하루아침에 쌓이지 않습니다. 수십 년 동안 쌓은 빅데이터를 바탕으로, 적재적소에 인재를 매칭시키고 있습니다.

의사헤드헌팅의 스콧 보라스를 꿈꾼다

구직 의사의 적성과 장점을 파악하여 최적의 몸값을 책정한 후 원하는 병원으로 진출시킵니다.

비하인드 스토리를 잘 알고 있다

병원 현장에서 오랫동안 수집된 정보를 바탕으로 다른 사람들이 알지 못한 고급 정보를 회원들께만 공유합니다.

당신을 스타의사로 만들어 준다

최고의 몸값을 받는 스타 의사가 되고 싶습니까? 그럼 지금 초빙닷컴과 함께하시기 바랍니다.

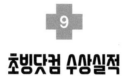

초빙닷컴 수상실적

보건복지부 후원, 보건산업최고경영자회의 주관,

대한민국보건산업대상 의사헤드헌팅 분야

10년 연속 브랜드 대상 수상

- 10년 연속 보건복지부 후원 대한민국보건산업대상 수상
- 2013년 근로복지공단 산재병원 의사수급 성공업무수행 감사패 수상
- 2015년 국내 최초 의사, 간호사 해외취업등록기관
  (중동 지역, 미주, 중국, 동남아시아, 일본 등)
- 2017년 ISO 9001 국제품질경영시스템 의사헤드헌팅 분야 인증 획득
  (업계 최초)
- 2020년 대한민국 하이스트 브랜드 헤드헌팅부문 1위 선정

초빙닷컴은 2003년 설립된 국내 최초의 의사 전문 헤드헌팅 기업입니다. "비밀을 목숨보다 소중하게 신뢰의 정보를 바탕으로"의 기업사명 아래 대한민국 의사 초빙 정보의 프리미엄을 꾀하고 있습니다.

"직업안정법에 의거 구직을 의뢰하시는 선생님은 무료입니다."

초빙닷컴 무료상담: (02) 6747-4005
홈페이지: www.chobing.com

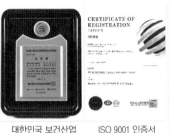
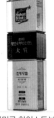
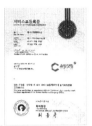

대한민국 보건산업
브랜드대상 상패

ISO 9001 인증서

대한민국 하이스트브랜드
상패

초빙닷컴 특허증

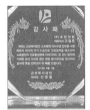
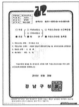
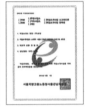

근로복지공단
감사패

국내 유료직업소개
사업등록증

해외 유료직업소개
사업등록증

사업자등록증

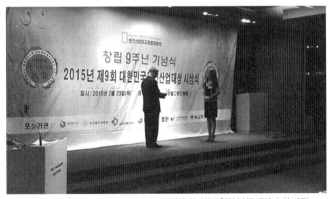

대한민국보건산업대상 시상식에서 초빙닷컴의 의사헤드헌팅 분야 대상 수상 사진

ISO 9001 국제품질경영시스템 인증획득 (업계 최초)

초빙닷컴은 업계 최초 KS Q ISO 9001 의사헤드헌팅

국제품질경영시스템 인증을 획득하였습니다.

CERTIFICATE OF REGISTRATION
품질경영시스템

(주)초빙

서울특별시 강남구 봉은사로114길 38, 401호
(삼성동 166-3, 경인빌딩)

한국시스템인증원은 상기 회사의 품질경영시스템이 아래의 표준
요구사항에 적합함을 인증함.

인증번호 : KSQA-170557

인증표준
KS Q ISO 9001 : 2015 / ISO 9001 : 2015

*
인증범위
헤드헌팅, 구인구직, 경영컨설팅 및 병원개원컨설팅

한국시스템인증원
KOREA SYSTEM CERTIFICATION BODY

대한민국 보건산업대상 브랜드대상 10년 연속 수상

초빙닷컴은 대한민국보건산업대상(보건복지부,건강심사평가원

후원, 국회보건복지위원장실, 보건산업최고경영자회의 주관)

의사헤드헌팅 분야 10년 연속 대상 수상 기업입니다.

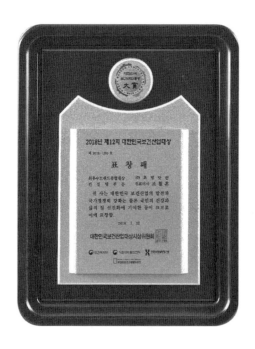

대한민국 하이스트 브랜드 헤드헌팅 부문 1위 선정

초빙닷컴은 브랜드스탁이 조사·평가한 대한민국 하이스트 브랜드에서 헤드헌팅 부문 1위에 선정됐다.

대한민국 하이스트 브랜드는 연세대 경영연구소 KHBI 모델을 바탕으로 각 산업 부문 최고 브랜드로 선정된 브랜드를 선정한다.

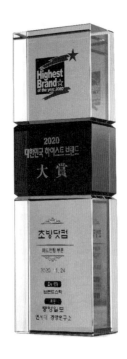

5장

초빙닷컴 언론 기사

2003년 국내 최초로
의사 구인·구직 헤드헌팅 회사로 출발한
초빙닷컴은
오랜 경험과 노하우를 바탕으로
국내 최고 헤드헌팅 기업으로 우뚝 섰습니다.
언론에서 주목하는 초빙닷컴의
기사와 칼럼을 소개합니다.

초빙닷컴 조철흔 대표이사 인터뷰

비밀을 목숨보다 소중하게, 신뢰의 정보를 바탕으로

2003년 설립된 주식회사 초빙닷컴은 국내 최초의 의사전문 헤드헌팅&컨설팅회사로써, '비밀을 목숨보다 소중하게, 신뢰와 정보를 바탕으로'라는 기업사명 아래 병원과 국내 의료계에 종사하는 페이 닥터, 봉직의, 구직 중인 의사의 안정된 근로 여건과 환경을 조성하기 위해 최선을 다해왔습니다.

현재 국내 및 해외 약 1만여 개소의 병원급, 의료장비 기업, 제약사, 바이오기업, 중공업 기업 내 특검센터 등에서 근로의사의 구인과 초빙을 지원하고 있습니다. 서울 강남구에 본사와 대구에 광역지사, 부산에 남부지사를 운영하며, 전국 어디든

1~2시간 이내에 의사초빙의 상담이 가능합니다.

포지션 이동(전직)과 근로조건 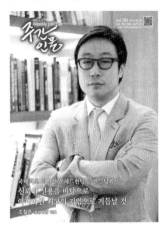 협상의 중간자로서 헤드헌터의 전문성을 바탕으로 국내 대형병원 및 제약사, 기업체에 다수의 의사 포지션을 연결하였습니다. 서울 및 전국의 병원 설립과 인사컨설팅에 이바지해온 초빙닷컴은 신뢰를 바탕으로 2006년 이후 안정된 기업의 성장률을 이루며 빅데이터 기반의 봉직의사 매칭시스템을 구축하였습니다.

보통의 헤드헌팅사에서 레퍼런스 체크와는 다르게 면밀하고 주도적인 후보자의 검증시스템을 구축하였으며, 추천한 의사가 환자의 생명을 좌우할 수 있다는 명심에 기초하여, 매우 엄격한 후보자 검증작업을 시행하고 있습니다.

"진료의 필수요건인 전문의사는 적임의 포지션에서 장기간 근로하는 것이 절실합니다. 이에 초빙닷컴은 병원과 의사 모두에게 윈윈전략을 제공하여 협상의 유연한 중간자로서 최선의 근로환경을 제시하고 있습니다. 인터넷상의 과도하게 많은 양의 포지션이 모두 나와 맞는 것은 아닙니다.

초빙닷컴은 구인하는 병원과 구직 의사에게 꼭 필요한 정보를 제공하고 최선의 조언자가 되어 좀 더 나은 근로환경과 좀 더 나은 병원운영에 도움이 되도록 노력하고 있습니다."

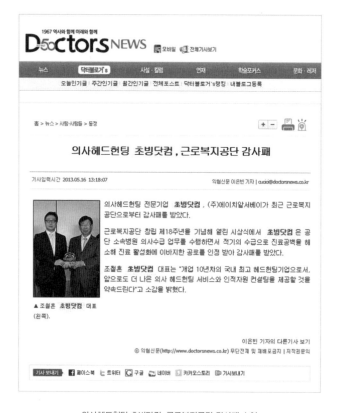

의사헤드헌팅 초빙닷컴, 근로복지공단 감사패 수여

[2020 대한민국 하이스트 브랜드] 전문의 회원 10만 명의 의사 전문 헤드헌팅

중앙일보 : 2020.11.24 00:05

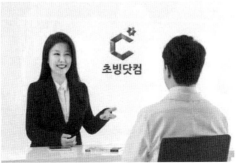

초빙닷컴은 전문의 10만 명 이상을 회원으로 둔 국내 최초의 의사 전문 헤드헌팅 기업으로, 업계 최대 데이터베이스를 보유하고 있다.

초빙닷컴이 브랜드스탁이 조사·평가한 2020 대한민국 하이스트 브랜드에서 헤드헌팅 부문 1위에 선정됐다.

초빙닷컴은 '헤드헌터는 사람을 잘 보고 맞춤형 인재를 소개해야 한다'를 모토로 하는 의사 전문 헤드헌팅 기업으로, 올해로 창립 19주년을 맞았다. 현재 전문의 10만 명 이상이 초빙닷컴의 회원으로 활동 중이다. 국내뿐만 아니라 해외까지 3만여 곳 이상의 주요 종합병원·기업·공공기관 등의 클라이언트들과 매년 수천 건의 헤드헌팅을 성사시키며 성장하고 있다.

▍초빙닷컴

초빙닷컴은 국내 최초의 의사 헤드헌팅 회사로서 대한민국 최다 데이터베이스를 보유하고 있다. 여기에다 지능형 Match 시스템을 갖추고 있어 구인자와 구직자를 모두 만족스럽게 연결하는 소개자의 역할을 하고 있다. 해외에서도 의사 헤드헌팅을 진행하고 있으며, 초빙닷컴의 홈페이지를 통해 다양한 일자리와 인재 관련 정보를 제공하고 있다.

이런 성과 덕분에 초빙닷컴은 대한민국보건산업 통합브랜드대상을 10년 연속 수상했다. 또 ISO 9001품질경영시스템 인증을 업계 최초로 획득하는 등 명실상부 의사 구인구직 업계 1위 업체로 평가받는다.

중앙일보디자인=김재학 기자 kim.jaihak@joongang.co.kr

초빙닷컴, 대한민국 하이스트 브랜드 헤드헌팅 부문 1위 선정
(중앙일보 게재 Stacy Lee 실장님 사진)

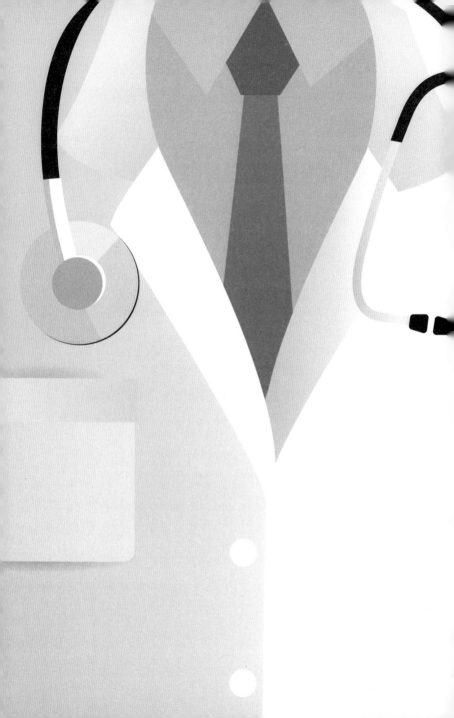

6장

초빙닷컴 고객 인터뷰

초빙닷컴을 통해 구직한 의사
초빙닷컴을 통해 구인한 병원
그들로부터 초빙닷컴에서 도움받은
고마운 이야기를 들어본다.

1

구직에 성공한 전문의

"첫 단추를 잘 끼워 좋아요."

강남 검진센터 산부인과 여자 전문의 김지현

인턴과 레지던트에 있을 때는 전문의 자격증만 따면 병원에 좋은 자리가 보장되어 있을 줄 알았습니다. 하지만 막상 취직을 하려니 현실이 쉽지 않았습니다.

교수님들한테 의지했지만 기다려보라는 말뿐, 그리고 선배들한테 부탁했지만 자리가 없다는 말만 들었습니다. 그래서 취업 걱정을 하며 항상 인터넷 구인·구직 광고만 클릭했습니다.

인터넷으로 지원하고 병원에 면접을 보러 갔지만, 생각하는 것과는 달랐습니다. 모집 공고와 조건이 차이가 있었고, 병원

환경이 그리 좋지 않았습니다. 그래서 실망을 하며 취업 걱정을 많이 하였습니다.

그러다가 초빙닷컴을 알게 되어 회원으로 가입하고 전화통화 후 면접을 보았습니다. 초빙닷컴에서 제 장점을 부각시켜 주었고, 여러 차례 만나서 상의했습니다.

결국, 제가 원하는 병원에 좋은 조건으로 취업할 수 있게 되어 초빙닷컴에 고마운 마음을 전합니다.

2

이직에 성공한 봉직의

"비밀을 보장해 주어서 감사해요."

제주종합병원 정형외과 전문의 K

오랫동안 근무했던 병원이 재정적으로 나빠지면서 보수와 처우가 제대로 실행이 되지 않았습니다. 그래서 이직을 해야겠다고 다짐을 하고 여기저기 병원을 알아봤습니다.

병원에 근무하면서 다른 병원을 알아보는 것이 굉장히 힘들었습니다. 눈치도 보이고 무엇보다 일이 손에 잘 잡히지 않았습니다. 그래서 항상 마음이 붕 떠 있어서 걱정이 많았습니다.

그러던 중 초빙닷컴을 알게 되어 이력서를 보냈습니다. 그리고 저도 잘 알지 못했던 제 정당한 몸값에 대해 조언을 들었습니다. 한곳에 있을 때는 잘 몰랐는데 초빙닷컴에서 제시하는 여러 자료를 살펴보니, 제 몸값이 상대적으로 낮게 책정이 되었다는 것을 알게 되었습니다. 그래서 초빙닷컴이 제시하는 병원에 지원하여 면접을 보고 재취업에 성공했습니다.

무엇보다 초빙닷컴이 비밀을 보장해 주어서, 편하게 새로운 병원에 자리를 잡을 수 있게 되어 감사하게 생각합니다.

스타 의사를 초빙한 병원장

"스타 의사 덕분에 병원이 살아났습니다."

··

용인 요양병원 병원장 윤석환

요즘 중소형 병원을 운영하는 데 많은 어려움이 있었습니다. 처음에는 많은 자본을 투입하여 병원을 개소했지만, 생각만큼 매출이 발생하지 않았습니다.

그래서 병원 문을 닫을까 고민을 하다가 초빙닷컴을 알게 되어 업종을 바꾸어보라고 했습니다. 외과와 내과 위주로 운영했는데 초빙닷컴에서는 요양병원으로 바꾸어 운영하면 어떻겠느냐는 제안을 해왔습니다.

그래서 심사숙고한 끝에 요양병원으로 간판을 바꾸기로 하고, 분야에서 경력이 많은 의사 선생님을 소개받았습니다. 몇 분 선생님의 이력서를 받고 행복한 고민을 했습니다. 모두 분야 최고의 선생님들이었습니다.

초빙닷컴과 의논 끝에 요양병원에 적합한 요양 8개과 의사 선생님들을 초빙하여 병원을 새롭게 시작했습니다.

이 중 재활의학과 선생님은 연봉이 꽤 높았지만, 우리 병원에서 자리를 잡고 단골 환자들을 많이 유치하여 병원은 말 그대로 대박이 났습니다. 초빙닷컴에 감사의 말씀을 전합니다.

4

병원 개업에 성공한 병원장

"병원 설립 토탈서비스를 받았습니다."

센트럴의원 원장 김선영

주변 분들의 조언으로 초빙닷컴에 토털 컨설팅을 하게 되었습니다.

병원 부지부터 건물 건축, 그리고 내부 인테리어 설비와 의사 선생님 구인까지, 초빙닷컴의 도움으로 어려움 없이 진행할 수 있었습니다.

거기다 유망 진료아이템 선정과 의료장비 도입 및 마케팅과 간호사 채용까지, 병원을 운영하는 데 필요한 모든 정보를 유익하게 얻을 수 있어서 많은 도움이 되었습니다.

지금은 서울 북부지역 최고의 병원으로 인정을 받아 많은 매출을 올리며 병원 사업을 성공적으로 진행하고 있습니다. 병원 경영지원의 모든 정보를 얻을 수 있는 초빙닷컴의 컨설팅 서비스에 감사드립니다.

평범한 의사 구인·구직 사이트는 가라!

수준 높은 당신
초빙닷컴에서 더 귀한 자리로 모십니다.

좋은 병원을 찾고 싶은 봉직의

- ☑ 어디 더 좋은 병원이 없을까?
- ☑ 몰래 이직하고 싶은데….
- ☑ 그 병원에 대해서 잘 모르는데….
- ☑ 몸값을 더 높이고 싶은데….
- ☑ 나한테 딱 맞는 병원을 찾고 싶어.

능력 있는 의사를 구하고 싶은 병원장

- ☑ 병원을 확 키우고 싶은데….
- ☑ 몸값 거품을 좀 빼고 구하고 싶은데….
- ☑ 어디 스타 의사 없을까?
- ☑ 제대로 검증된 의사를 찾고 싶은데….
- ☑ 비밀리에 의사를 초빙할 수 없을까?

이런 분들께 이 책이 꼭 필요합니다!

봉 직 의 사
구인·구직
가 이 드

초판 1쇄 발행 2017년 8월 25일
5쇄 발행   2023년 1월 6일

지 은 이   조철흔
펴 낸 이   최지숙
편집주간   이기성
편집팀장   이윤숙
기획편집   윤일란, 윤가영, 이지희, 서해주
표지디자인 윤일란
책임마케팅 강보현, 김성욱
펴 낸 곳   도서출판 생각나눔
출판등록   제 2008-000008호
주   소   서울 마포구 동교로 18길 41, 한경빌딩 2층
전   화   02-325-5100
팩   스   02-325-5101
홈페이지   www.생각나눔.kr
이 메 일   bookmain@think-book.com

- ISBN 978-89-6489-753-9 03510
- 이 도서의 국립중앙도서관 출판 시 도서목록(CIP)은 서지정보유통지원시스템 홈
  페이지(http://seoji.nl.go.kr)와 국가자료공동목록시스템(http://www.nl.go.kr/
  kolisnet)에서 이용하실 수 있습니다(CIP제어번호: CIP2017020465).